NIEDRIGER GLYKÄMISCHER INDEX-DIÄT 2025

110 Gesunde und leckere Rezepte
Erreichen Sie Ihr Idealgewicht, das
Geheimnis für Nachhaltiges
Wohlbefinden

KLARLOCK

HAFTUNGSAUSSCHLUSS

Ziel dieses Buches ist es, nützliches und informatives Material zu den in der Veröffentlichung behandelten Themen bereitzustellen. Der Verkauf erfolgt unter der Voraussetzung, dass der Autor und der Herausgeber keine persönlichen medizinischen, gesundheitlichen oder anderen professionellen Dienstleistungen im Zusammenhang mit dem Buch erbringen. Der Leser sollte seinen Arzt, Gesundheitsdienstleister oder eine andere kompetente Fachkraft konsultieren, bevor er die Vorschläge in diesem Buch übernimmt oder Schlussfolgerungen zieht. Der Autor und der Herausgeber lehnen ausdrücklich jegliche Haftung, Verluste oder Risiken persönlicher oder sonstiger Art ab, die sich direkt oder indirekt aus der Nutzung und Anwendung der Inhalte dieses Buches ergeben.

NOTIZ

Alle Rezepte in diesem Buch sind für vier Personen konzipiert. Bei dieser Menge müssen die in den Rezepten angegebenen Zutaten berücksichtigt werden. Wenn Sie die Portion ändern müssen, empfiehlt es sich, die Dosierung der Zutaten proportional anzupassen. Es wird außerdem empfohlen, die Zubereitungs- und Kochanweisungen sorgfältig zu befolgen, um das beste Ergebnis zu erzielen. Wenn wir in diesem Buch von einer „Tasse" als Maßeinheit für Zutaten sprechen, meinen wir die Verwendung einer normalen Küchentasse mit einem Fassungsvermögen von etwa 2 Millilitern. Um die richtigen Mengen an Zutaten zu erhalten, ist es wichtig, einen Messbecher zu verwenden. Wenn Sie keinen Messbecher haben, können Sie einen Messbecher mit Skala verwenden und dabei darauf achten, dass die angegebenen Proportionen korrekt eingehalten werden. Hier sind einige Beispiele: 1 Tasse Mehl 100 gr. 1 Tasse Reis 200 gr. 1 Tasse Quinoa 200 gr.

REZEPTE ERSTEN GÄNGE

REZEPTE ZWEITEN GÄNGE

EINFÜHRUNG ZUR DIÄT MIT NIEDRIGEM GLYKÄMISCHEN INDEX

DEN GLYKÄMISCHEN INDEX (GI) VERSTEHEN

In der heutigen Ernährungslandschaft sticht die Diät mit niedrigem glykämischen Index (BI) als Ernährungsansatz hervor, der immer mehr Beachtung findet und einen Weg zu allgemeinem und dauerhaftem Wohlbefinden bietet.

Basierend auf dem Prinzip der Regulierung der Zuckeraufnahme im Blut wird dieses Ernährungsmodell als einfache und vielseitige Strategie zur Verbesserung der Gesundheit und Lebensqualität vorgeschlagen.

In dieser Einführung erforschen wir die Grundlagen der Diät mit niedrigem glykämischen Index, räumen mit einigen verbreiteten Mythen auf und enthüllen die Geheimnisse für eine erfolgreiche

Integration in Ihren Alltag.

Was ist der glykämische Index (GI)?

Der glykämische Index ist ein System zur Klassifizierung von Lebensmitteln anhand ihrer Fähigkeit, den Blutzuckerspiegel (Glykämie) nach dem Verzehr zu beeinflussen.

Lebensmittel werden in drei Kategorien eingeteilt:

Hoher glykämischer Index (hoher GI): Sie verursachen einen schnellen Anstieg des Blutzuckers, gefolgt von einem ebenso schnellen Abfall, mit negativen Auswirkungen auf die Blutzuckerkontrolle und das Sättigungsgefühl.

Mittlerer glykämischer Index (mittlerer GI): Sie bewirken einen allmählicheren Anstieg des Blutzuckers als Lebensmittel mit hohem GI und liefern somit gleichmäßiger Energie.

Niedriger glykämischer Index (niedriger GI): Sie führen zu einem allmählichen und anhaltenden Anstieg des Blutzuckerspiegels und fördern so ein anhaltendes Sättigungsgefühl und eine bessere Blutzuckerkontrolle.

Warum eine Diät mit niedrigem glykämischen Index einhalten?

Zahlreiche wissenschaftliche Studien belegen, dass die Ernährung mit niedrigem glykämischen Index zahlreiche gesundheitliche Vorteile mit sich bringt:

Optimale Blutzuckerkontrolle: Ideal für Menschen mit Diabetes oder Prädiabetes, hilft, den Blutzuckerspiegel zu stabilisieren und den Bedarf an Medikamenten zu reduzieren.

Gesundes Körpergewicht: Fördert die Gewichtsabnahme bzw. die Aufrechterhaltung eines idealen Körpergewichts, steigert das Sättigungsgefühl und reduziert Heißhungerattacken.

Cholesterin unter Kontrolle: Es kann helfen, das Lipidprofil zu verbessern, den LDL-

Cholesterinspiegel („schlechtes" Cholesterin) zu senken und den HDL-Cholesterinspiegel („gutes" Cholesterin) zu erhöhen.

Reduziertes Risiko für Herzerkrankungen: Reduziert das Risiko, an Herz-Kreislauf-Erkrankungen zu erkranken, dank einer verbesserten Blutzuckerkontrolle und eines verbesserten Cholesterinspiegels. Konstante Energie während des Tages: Sorgt für eine konstante Energiefreisetzung und wirkt Müdigkeit und Konzentrationsverlust entgegen. Verbessertes allgemeines Wohlbefinden: Fördert das allgemeine Wohlbefinden und verbessert die Stimmung, die Schlafqualität und die Verdauung.

Wie beginnt man mit der Diät mit niedrigem glykämischen Index?

Die Einbindung der Diät mit niedrigem glykämischen Index in Ihren Alltag ist einfach und macht Spaß:

Wählen Sie Vollwertkost: Wählen Sie vollwertige, unraffinierte Lebensmittel, die reich an Ballaststoffen und Nährstoffen sind.

Kombinieren Sie Nährstoffe: Kombinieren Sie Lebensmittel mit niedrigem glykämischen Index mit Eiweiß und gesunden Fetten für eine ausgewogenere, sättigende Mahlzeit.

Begrenzen Sie den Zuckerzusatz: Reduzieren Sie den Konsum von zuckerhaltigen Getränken, Süßigkeiten und verpackten Lebensmitteln mit hohem Zuckerzusatz.

Kochen Sie mit gesunden Methoden: Wählen Sie gedämpftes, gebackenes oder gegrilltes Kochen und vermeiden Sie frittierte Lebensmittel und verarbeitete Lebensmittel.

Geteilte Mahlzeiten: Essen Sie über den Tag verteilt 3 Hauptmahlzeiten und 2-3 Snacks, um den Blutzuckerspiegel stabil zu halten.

Trinken Sie viel Wasser: Bleiben Sie den ganzen Tag über mit Wasser versorgt, um das Sättigungsgefühl und die Verdauung zu fördern.

Konsultieren Sie einen Fachmann: Ein Ernährungsberater oder Diätassistent kann Ihnen bei der Erstellung eines individuellen Ernährungsplans helfen, der auf Ihre spezifischen Bedürfnisse zugeschnitten ist.

Die Diät mit niedrigem glykämischen Index ist nicht nur eine Diät, sondern ein echter Lebensstil, der Wohlbefinden rund um die Uhr umfasst.

Beginnen Sie Ihre Reise in eine gesündere, energiegeladenere Zukunft mit der Diät mit niedrigem glykämischen Index!

BEDEUTUNG DES GLYKÄMISCHEN INDEX IN DER ERNÄHRUNG

Der glykämische Index (GI) spielt aus mehreren Gründen eine wichtige Rolle in der Ernährung und Ernährung: 1. Blutzuckerkontrolle: Der GI misst, wie schnell Kohlenhydrate in Lebensmitteln den Blutzuckerspiegel erhöhen. Lebensmittel mit niedrigem GI führen zu einem allmählichen und stetigen Anstieg des Blutzuckerspiegels, während Lebensmittel mit hohem GI schnelle Spitzen und anschließende Abstürze verursachen. Für Menschen mit Diabetes oder einem Risiko, an Diabetes zu erkranken, kann das Verständnis des GI dabei helfen, den Blutzuckerspiegel effektiver zu kontrollieren. 2. Sättigungs- und Appetitkontrolle: Lebensmittel mit niedrigem glykämischen Index sind häufig sättigender und liefern länger anhaltende Energie als Lebensmittel mit hohem glykämischen Index. Der Verzehr von Nahrungsmitteln mit einem niedrigeren GI kann helfen, den Appetit zu kontrollieren,

Heißhungerattacken zu reduzieren und übermäßiges Essen zu verhindern, was sich positiv auf die Gewichtskontrolle und die allgemeine Gesundheit auswirkt.

3. Energieniveau: Die Auswahl von Lebensmitteln mit niedrigem glykämischen Index kann dazu beitragen, den ganzen Tag über ein stabiles Energieniveau aufrechtzuerhalten. Anstatt Energieeinbrüche und Müdigkeit nach dem Verzehr hochglykämischer Lebensmittel zu erleben, können sich Einzelpersonen über ein anhaltendes Energieniveau, eine gesteigerte Konzentration und eine gesteigerte Produktivität freuen. 4. Gewichtskontrolle: Die Aufnahme von Lebensmitteln mit niedrigem glykämischen Index in Ihre Ernährung kann die Bemühungen zur Gewichtskontrolle unterstützen. Diese Lebensmittel helfen, den Appetit zu regulieren, die Kalorienaufnahme zu reduzieren und den Fettabbau zu fördern, was sie zu wertvollen Bestandteilen eines ausgewogenen, nachhaltigen

Gewichtsverlustplans macht. 5. Herzgesundheit: Diäten mit hohem glykämischen Index werden mit einem erhöhten Risiko für Herz-Kreislauf-Erkrankungen in Verbindung gebracht. Andererseits kann eine Ernährung, die reich an Lebensmitteln mit niedrigem glykämischen Index ist, wie Vollkornprodukte, Obst, Gemüse und Hülsenfrüchte, dazu beitragen, den Cholesterinspiegel zu senken, die Blutfettwerte zu verbessern und das Risiko von Herzerkrankungen zu verringern. 6. Diabetes-Management und -Prävention: Für Menschen mit Diabetes kann das Verständnis und die Einbeziehung von Lebensmitteln mit niedrigem glykämischen Index in die Ernährung dazu beitragen, den Blutzuckerspiegel zu stabilisieren, die Insulinresistenz zu verringern und den Bedarf an Insulinmedikamenten zu verringern. Darüber hinaus kann die Einführung einer Diät mit niedrigem glykämischen Index dazu beitragen, das Auftreten von Typ-2-Diabetes bei

Hochrisikopersonen zu verhindern. 7.
Allgemeine Gesundheit und Wohlbefinden:
Der Verzehr einer Ernährung, die reich an
Lebensmitteln mit niedrigem glykämischen
Index ist, kann zur allgemeinen Gesundheit
und zum Wohlbefinden beitragen, indem sie
wichtige Nährstoffe, Ballaststoffe, Vitamine
und Mineralien bereitstellt. Diese
Lebensmittel unterstützen die Gesundheit
des Verdauungssystems, die Immunfunktion
und eine optimale Stoffwechselfunktion und
fördern Langlebigkeit und Vitalität.
Zusammenfassend lässt sich sagen, dass der
glykämische Index ein wesentliches
Instrument für fundierte
Ernährungsentscheidungen ist, die die
Blutzuckerkontrolle, Gewichtskontrolle,
Herzgesundheit und das allgemeine
Wohlbefinden unterstützen. Durch die
Einbeziehung von Lebensmitteln mit
niedrigem GI in die Ernährung und die
Minimierung von Lebensmitteln mit hohem
GI können Einzelpersonen ihre Gesundheit
optimieren und das Risiko chronischer
Krankheiten verringern.

GRUNDLAGEN DES GLYKÄMISCHEN INDEX

WAS IST DER GLYKÄMISCHE INDEX

Der glykämische Index (GI) ist ein Maß, mit dem beurteilt wird, wie schnell Kohlenhydrate in verschiedenen Lebensmitteln den Blutzuckerspiegel nach dem Verzehr erhöhen, verglichen mit reiner Glukose, die einen GI-Wert von 100 hat. Hier sind die Grundlagen des glykämischen Index: 1. Skala: Die Die GI-Skala reicht von 0 bis 100, wobei reine Glukose einen GI-Wert von 100 hat. Lebensmittel werden basierend auf ihrem GI-Wert in drei Kategorien eingeteilt: Niedriger GI: 55 oder weniger Mittlerer GI: 56/69 Hoher GI: 70 oder höher 2. Auswirkungen auf den Blutzucker: Lebensmittel mit einem hohen GI führen zu einem schnellen Anstieg des Blutzuckerspiegels, während Lebensmittel mit einem niedrigen GI einen langsameren und allmählichen Anstieg bewirken. Dies ist wichtig für Diabetiker, da es ihnen hilft,

Lebensmittel auszuwählen, die dazu beitragen, den Blutzuckerspiegel stabil zu halten. 3. Faktoren, die den GI beeinflussen: Mehrere Faktoren beeinflussen den GI eines Lebensmittels, einschließlich der Art der Kohlenhydrate, des Ballaststoffgehalts, des Fett- und Proteingehalts, der Lebensmittelverarbeitung und der Kochmethoden. Im Allgemeinen haben Lebensmittel mit mehr Ballaststoffen, Fett und Eiweiß tendenziell einen niedrigeren GI. 4. Lebensmittel mit niedrigem GI: Beispiele für Lebensmittel mit niedrigem GI sind die meisten nicht stärkehaltigen Gemüsesorten, Hülsenfrüchte (Bohnen, Linsen), Vollkornprodukte (Gerste, Quinoa, Hafer), Früchte (Äpfel, Beeren, Zitrusfrüchte) und Milchprodukte Produkte. 5. Hochglykämische Lebensmittel: Hochglykämische Lebensmittel umfassen raffiniertes Getreide (Weißbrot, weißer Reis, zuckerhaltiges Getreide), Kartoffeln, zuckerhaltige Snacks und Desserts sowie zuckerhaltige Getränke. 6. Glykämische Last (CG): Die glykämische Last berücksichtigt sowohl den GI eines Lebensmittels als auch die Größe der verzehrten Portion. Es liefert ein genaueres Maß dafür, wie sich ein bestimmtes Lebensmittel auf den Blutzuckerspiegel auswirkt. Lebensmittel mit niedrigem GL haben nur minimale Auswirkungen auf den Blutzuckerspiegel. 7. Praktische Anwendung: Das Verständnis des GI von Lebensmitteln kann Menschen dabei helfen, eine gesündere Lebensmittelauswahl zu treffen. Die Entscheidung für Lebensmittel mit niedrigem glykämischen Index kann helfen, den Hunger zu kontrollieren, den Blutzuckerspiegel zu kontrollieren und das Risiko chronischer Krankheiten wie Typ-2-Diabetes und Herzerkrankungen zu verringern. Zusammenfassend ist der glykämische Index ein wertvolles Instrument, um zu verstehen, wie sich verschiedene Kohlenhydrate auf den Blutzuckerspiegel auswirken.

WIE SICH NAHRUNGSMITTEL AUF DEN BLUTZUC KERSPIEGEL AUSWIRKEN

Der glykämische Index (GI) ist ein System, das Kohlenhydrate in Lebensmitteln danach einordnet, wie sie sich nach dem Verzehr auf den Blutzuckerspiegel auswirken. Es misst, wie schnell Kohlenhydrate abgebaut und in den Blutkreislauf aufgenommen werden, was zu einem Anstieg des Blutzuckerspiegels führt. So funktioniert der glykämische Index: 1. Bewertungssystem: Der glykämische Index weist verschiedenen kohlenhydrathaltigen Lebensmitteln einen numerischen Wert zu, typischerweise zwischen 0 und 100. Reine Glukose wird als Referenzpunkt verwendet und hat einen GI-Wert von 100 die höchstmögliche glykämische Reaktion. 2. Kategorien: Lebensmittel werden anhand ihrer glykämischen Indexwerte in drei Hauptgruppen eingeteilt: niedriger GI (55 oder niedriger), mittlerer GI (56 bis 69), hoher GI (70 oder höher).

3. Auswirkungen auf den Blutzucker: Lebensmittel mit einem hohen glykämischen Index führen nach dem Verzehr zu einem schnellen Anstieg des Blutzuckerspiegels, gefolgt von einem raschen Abfall. Zu diesen Lebensmitteln gehören Weißbrot, weißer Reis, zuckerhaltige Snacks und die meisten verarbeiteten Lebensmittel. 4. Langsame Freisetzung von Glukose: Im Gegensatz dazu führen Lebensmittel mit einem niedrigen glykämischen Index zu einem langsameren und allmählicheren Anstieg des Blutzuckerspiegels. Diese Lebensmittel enthalten typischerweise mehr Ballaststoffe, Proteine und gesunde Fette und umfassen Vollkornprodukte, Hülsenfrüchte, Obst und Gemüse. 5. Faktoren, die den GI beeinflussen: Mehrere Faktoren können den glykämischen Index eines Lebensmittels beeinflussen, darunter: Art der Kohlenhydrate: Einfache Kohlenhydrate werden normalerweise schneller verdaut als komplexe Kohlenhydrate. Ballaststoffgehalt: Ballaststoffreiche Lebensmittel haben tendenziell einen niedrigeren glykämischen

Index, da Ballaststoffe die Verdauung und Aufnahme von Kohlenhydraten verlangsamen. Verarbeitungs- und Kochmethoden: Verarbeitung und Kochen können den GI von Lebensmitteln beeinflussen. Beispielsweise kann das Überkochen von Nudeln ihren GI erhöhen. 6. Praktische Anwendungen: Das Verständnis des glykämischen Index kann bei der Kontrolle des Blutzuckerspiegels hilfreich sein, insbesondere für Menschen mit Diabetes. Durch die Wahl von Lebensmitteln mit einem niedrigeren glykämischen Index können sie dazu beitragen, den Blutzuckerspiegel zu stabilisieren und das Risiko einer Insulinresistenz und Typ-2-Diabetes zu verringern. Zusammenfassend gibt der glykämische Index Aufschluss darüber, wie sich verschiedene Kohlenhydrate auf den Blutzuckerspiegel auswirken. Es dient als hilfreiches Hilfsmittel, um fundierte Ernährungsentscheidungen zu treffen, die die allgemeine Gesundheit und das Wohlbefinden unterstützen,

AUSWIRKUNGEN AUF DIE GESUNDHEIT

AUSWIRKUNGEN AUF DAS GEWICHTSMANAGEMENT

Lebensmittel beeinflussen das Gewichtsmanagement auf unterschiedliche Weise und ihr Einfluss hängt von der Nährstoffzusammensetzung und der verzehrten Menge ab. So können verschiedene Arten von Nahrungsmitteln das Gewichtsmanagement beeinflussen: 1. Ballaststoffreich und niedriger glykämischer Index: Ballaststoffreiche Nahrungsmittel mit niedrigem glykämischen Index sind tendenziell sättigender und liefern langsamer Energie. Dies kann helfen, den Appetit zu kontrollieren und das Risiko einer übermäßigen Ernährung zu verringern, was zur Gewichtsabnahme und zur Aufrechterhaltung eines gesunden Gewichts beiträgt. 2. Proteinreich: Proteinreiche Lebensmittel wie mageres Fleisch, Fisch, Eier, fettarme Milchprodukte, Hülsenfrüchte und Tofu können das Sättigungsgefühl fördern und dabei helfen, Muskelmasse beim Abnehmen zu erhalten. Außerdem benötigen Proteine für die Verdauung mehr Energie als Kohlenhydrate und Fette. 3. Gesunde Fette: Einfach und mehrfach ungesättigte Fettsäuren, die in Lebensmitteln wie Avocados, Nüssen, Samen, Pflanzenölen und fettem Fisch vorkommen, können zu einem Sättigungsgefühl beitragen und die kardiometabolische Gesundheit unterstützen. Allerdings ist es wichtig, sie in Maßen zu sich zu nehmen, da sie kalorienreich sind. 4. Verarbeitete und zuckerreiche Lebensmittel: Verarbeitete Lebensmittel, die reich an zugesetztem Zucker, gesättigten Fetten und Salz sind, sind oft kalorienreich und weniger sättigend. Ein übermäßiger Verzehr solcher Lebensmittel kann zur Gewichtszunahme beitragen und das Risiko für Fettleibigkeit und damit verbundene Krankheiten erhöhen. 5. Portions- und Kalorienkontrolle: Unabhängig von der Nährstoffzusammensetzung kann der Verzehr übermäßiger Nahrungsportionen zu übermäßigen Kalorien und Gewichtszunahme führen. Die Kontrolle der Portionen und das Bewusstsein für die Kalorienaufnahme sind entscheidend für die gesunde Gewichtserhaltung oder -abnahme. 6. Energiebilanz: Das Gewichtsmanagement hängt von der Energiebilanz ab, also dem Verhältnis zwischen den über die Nahrung aufgenommenen Kalorien und den durch körperliche Aktivität und Grundstoffwechsel verbrannten Kalorien. Um Gewicht zu verlieren, müssen Sie ein Kaloriendefizit erzeugen, indem Sie weniger Kalorien zu sich nehmen, als Sie verbrennen, während die Aufrechterhaltung des Gewichts ein Gleichgewicht zwischen Kalorienaufnahme und -verbrauch erfordert. Zusammenfassend lässt sich sagen, dass eine ausgewogene und abwechslungsreiche Ernährung, die reich an Vollwertkost, Obst, Gemüse, magerem Eiweiß und gesunden Fetten ist, in Kombination mit Portionskontrolle und einem aktiven Lebensstil das Gewichtsmanagement effektiv und gesund unterstützen kann.

GLYKÄMISCHER INDEX UND STOFFWECHSELGESUNDHEIT

Der glykämische Index (GI) spielt eine wichtige Rolle für die Stoffwechselgesundheit und beeinflusst verschiedene Aspekte des Glukose- und Insulinstoffwechsels im Körper. So kann der glykämische Index die Stoffwechselgesundheit beeinflussen: 1. Blutzuckerkontrolle: Der glykämische Index misst, wie schnell Kohlenhydrate in Lebensmitteln den Blutzuckerspiegel erhöhen. Lebensmittel mit einem niedrigen GI führen zu einem allmählicheren und kontrollierteren Anstieg des Blutzuckers, während Lebensmittel mit einem hohen GI schnellere und ausgeprägtere Blutzuckerspitzen verursachen. Die Aufrechterhaltung eines stabilen Blutzuckerspiegels ist für die Gesundheit des Stoffwechsels von entscheidender Bedeutung, insbesondere für Personen mit Diabetes oder einem Risiko, daran zu erkranken.

2. Insulinsensitivität: Der Verzehr von Nahrungsmitteln mit einem niedrigen glykämischen Index kann die Insulinsensitivität verbessern, was bedeutet, dass die Körperzellen besser auf das von der Bauchspeicheldrüse produzierte Insulin reagieren. Eine erhöhte Insulinsensitivität verringert das Risiko, eine Insulinresistenz und Typ-2-Diabetes zu entwickeln. 3. Gewichtsmanagement: Die Wahl von Lebensmitteln mit einem niedrigen GI kann den Gewichtsverlust und die Aufrechterhaltung eines gesunden Körpergewichts fördern. Lebensmittel mit niedrigem GI sind in der Regel sättigender und stellen den ganzen Tag über eine stabilere Energiequelle dar, wodurch das Risiko von übermäßigem Essen und ungesundem Naschen verringert wird. 4. Appetitkontrolle: Lebensmittel mit niedrigem GI helfen dabei, Appetit und Heißhungerattacken zu kontrollieren, da sie ein länger anhaltendes Sättigungsgefühl hervorrufen als Lebensmittel mit hohem GI. Dies kann zu einer besseren Kontrolle der

Gesamtkalorienaufnahme und zur Vorbeugung von Fettleibigkeit beitragen. 5. Herz-Kreislauf-Gesundheit: Der Verzehr von Lebensmitteln mit niedrigem GI kann kardiovaskuläre Risikofaktoren wie LDL („schlechtes") Cholesterin und den Triglyceridspiegel im Blut verbessern. Dadurch kann das Risiko von Herzerkrankungen und Schlaganfällen verringert werden. 6. Energiekontrolle: Lebensmittel mit niedrigem GI sorgen für eine gleichmäßigere Energiefreisetzung über den Tag hinweg und vermeiden plötzliche Energiespitzen und -einbrüche. Dadurch können Stimmung, Konzentration und kognitive Leistungsfähigkeit verbessert werden. Zusammenfassend lässt sich sagen, dass eine Ernährung, die auf Lebensmitteln mit einem niedrigen glykämischen Index basiert, zahlreiche Vorteile für die Gesundheit des Stoffwechsels haben kann und dazu beiträgt, den Blutzuckerspiegel stabil zu halten, die Insulinsensitivität zu verbessern, den Gewichtsverlust zu fördern und das Risiko chronischer Krankheiten zu verringern.

UMSETZUNG DER GLYKÄMISCHEN INDEX-DIÄT

WÄHLEN SIE LEBENSMITTEL MIT EINEM NIEDRIGEN GLYKÄMISCHEN INDEX

Dies ist ein wichtiger Schritt, um den Blutzuckerspiegel stabil zu halten und eine gute Stoffwechselgesundheit zu fördern. Hier sind einige Beispiele für Lebensmittel mit niedrigem glykämischen Index, die Sie in Ihre Ernährung aufnehmen sollten: 1. Nicht stärkehaltiges Gemüse: Spinat, Brokkoli, Blumenkohl, Karotten, Zucchini, Tomaten, Paprika, Gurken, Salat, Spargel, Rucola. 2. Frisches Obst: Äpfel, Birnen, Erdbeeren, Blaubeeren, Himbeeren, Pfirsiche, Aprikosen, Orangen, Kiwis, Pflaumen, Kirschen. 3. Vollkorn: Quinoa, Dinkel, Bulgur, Gerste, Buchweizen, brauner Reis, Hafer, Vollkorn. 4. Hülsenfrüchte: Linsen, schwarze Bohnen, Cannellini-Bohnen, Kichererbsen, Erbsen, rote Bohnen, Borlotti-Bohnen.

5. Mageres Protein: Hähnchen ohne Haut, Truthahn, Fisch (Lachs, Thunfisch, Forelle, Seezunge), Eier, Tofu, Tempeh. 6. Nüsse und Samen: Mandeln, Walnüsse, Haselnüsse, Chiasamen, Leinsamen, Sonnenblumenkerne, Kürbiskerne. 7. Fettarme Milchprodukte: Natürlicher griechischer Joghurt, Magermilch oder fettarme Milch, fettarmer Frischkäse. 8. Gesunde Diagramme: Extra natives Olivenöl, Kokosöl, Leinsamenöl, Avocado, Nüsse, Samen. 9. Gewürze und aromatische Kräuter: Kurkuma, Ingwer, schwarzer Pfeffer, Petersilie, Basilikum, Oregano, Rosmarin, Thymian. 10. Vollkornprodukte: Vollkornbrot, Vollkornnudeln, brauner Reis, Dinkel, Buchweizen, Bulgur. Wenn Sie eine Vielzahl dieser Lebensmittel in Ihre tägliche Ernährung aufnehmen, kann dies dazu beitragen, den Blutzuckerspiegel stabil zu halten, das Sättigungsgefühl zu fördern und wichtige Nährstoffe für die allgemeine Gesundheit bereitzustellen.

KREIEREN SIE AUSGEWOGENE MAHLZEITEN

Dabei handelt es sich um die Kombination verschiedener Lebensmittel, die alle essentiellen Nährstoffe liefern, die der Körper für eine optimale Funktion benötigt. Hier sind einige Tipps für die Zubereitung ausgewogener Mahlzeiten: 1. Fügen Sie eine Proteinquelle hinzu: Mageres Fleisch (Huhn, Truthahn, Fisch), Eier, fettarme Milchprodukte (griechischer Joghurt, Magermilch), Hülsenfrüchte (Linsen, Bohnen, Kichererbsen). Tofu oder Tempeh. 2. Fügen Sie komplexe Kohlenhydrate hinzu: Vollkorn (brauner Reis, Quinoa, Dinkel, Gerste), Vollkornbrot, Vollkornnudeln, Süßkartoffeln, Hülsenfrüchte, stärkehaltiges Gemüse (Kartoffeln, Mais, Erbsen). 3. Integrieren Sie verschiedene Gemüsesorten: Dunkles Blattgemüse (Spinat, Grünkohl, Rucola), Kreuzblütler (Brokkoli, Blumenkohl, Kohl), Karotten, Paprika, Tomaten, Gurken, Zucchini, Auberginen usw.

4. Fügen Sie gesunde Fette hinzu: Avocado, unraffinierte Pflanzenöle (extra natives Olivenöl, Kokosöl), Nüsse, Samen, Nussbutter, fetter Fisch (Lachs, Sardinen). 5. Enthält Ballaststoffquellen: Vollkornprodukte, Hülsenfrüchte, Gemüse, frisches Obst mit Schale, Nüsse und Samen. 6. Begrenzen Sie zugesetzten Zucker und verarbeitete Lebensmittel: Reduzieren Sie den Verzehr von Lebensmitteln mit hohem Zuckerzusatz, wie Süßigkeiten, zuckerhaltige Getränke, abgepackte Snacks und verarbeitete Lebensmittel. 7. Ausgewogene Portionen: Halten Sie die Portionen jeder Lebensmittelgruppe ausgewogen. Beispielsweise kann die Hälfte Ihres Tellers aus Gemüse, einem Viertel aus Eiweiß und einem Viertel aus komplexen Kohlenhydraten bestehen. 8. Flüssigkeitszufuhr: Trinken Sie den ganzen Tag über viel Wasser. Vermeiden Sie zuckerhaltige und kohlensäurehaltige Getränke.

9. Seien Sie vorsichtig bei kulinarischen Zubereitungen: Entscheiden Sie sich für gesunde Kochmethoden wie Dämpfen, Grillen, Backen oder Kochen in der Pfanne, anstatt zu braten oder mit überschüssigem Fett zu kochen. 10. Planen Sie im Voraus: Bereiten Sie Mahlzeiten nach Möglichkeit im Voraus zu, um ungesunde Lebensmittel im Laufe des Tages zu vermeiden. Wenn Sie diese Tipps befolgen, können Sie ausgewogene Mahlzeiten zubereiten, die Ihren Körper mit der Energie und Nährstoffen versorgen, die er für eine optimale Funktion benötigt. Denken Sie daran, auf Ihren Körper zu hören und die Portionen und Lebensmittelauswahl an Ihre individuellen Bedürfnisse und Gesundheitsziele anzupassen.

STRATEGIEN ZUR ESSEN SPLANUNG

Die Essensplanung ist eine wirksame Strategie, um sich gesunde Essgewohnheiten anzueignen und Ihre Zeit und Kochressourcen besser zu verwalten. Hier sind einige Strategien zur Essensplanung, die Ihnen helfen können: 1. Legen Sie einen festen Tag für die Essensplanung fest: Wählen Sie einen festen Wochentag, um die Mahlzeiten für die nächste Woche zu planen. Dadurch können Sie sich besser organisieren und nach den benötigten Zutaten einkaufen. 2. Erstellen Sie ein Wochenmenü: Bereiten Sie ein Wochenmenü vor, das Frühstück, Mittagessen, Abendessen und Snacks umfasst. Achten Sie darauf, abwechslungsreiche Lebensmittel und Gerichte zu sich zu nehmen, um die Ernährung auszugleichen. 3. Berücksichtigen Sie Bedürfnisse und Vorlieben: Berücksichtigen Sie bei der Essensplanung die Ernährungsbedürfnisse, Essenspräferenzen und vollen

Terminkalender Ihrer Familie. Versuchen Sie, Lebensmittel einzubeziehen, die allen schmecken und die den Ernährungsbedürfnissen aller Familienmitglieder gerecht werden. 4. Nutzen Sie Reste: Planen Sie Ihre Mahlzeiten so, dass Sie übrig gebliebene Zutaten verwenden können, die sich bereits im Kühlschrank und in der Speisekammer befinden. Dies reduziert den Abfall und hilft Ihnen, Zeit und Geld zu sparen. 5. Bereiten Sie Mahlzeiten in mehreren Portionen zu: Bereiten Sie zusätzliche Portionen von Lebensmitteln zu, die gut haltbar sind und mehrmals in der Woche verzehrt werden können, z. B. Suppen, Eintöpfe, Chili, Salate usw. 6. Erstellen Sie eine Einkaufsliste: Nachdem Sie Ihre Mahlzeiten geplant haben, erstellen Sie eine detaillierte Einkaufsliste mit allen notwendigen Zutaten. So vermeiden Sie, etwas zu vergessen und unnötige Lebensmittel zu kaufen. 7. Wählen Sie schnelle und einfache Rezepte: Entscheiden Sie sich an den geschäftigsten

Tagen der Woche für schnelle und einfache Rezepte. Sie können Zeit sparen, indem Sie Mahlzeiten zubereiten, die nur wenige Zutaten und wenig Vorbereitungszeit erfordern. 8. Abwechslung und Ausgewogenheit: Stellen Sie sicher, dass Sie in Ihre geplanten Mahlzeiten eine Vielzahl von Lebensmitteln und Nährstoffen einbeziehen und dabei Proteine, komplexe Kohlenhydrate, gesunde Fette, Ballaststoffe, Vitamine und Mineralien ausgleichen. 9. Flexibilität: Seien Sie bei der Essensplanung flexibel und passen Sie das Menü an unerwartete Ereignisse und Änderungen in der Tagesordnung an. 10. Bereiten Sie sich im Voraus vor: Wenn möglich, bereiten Sie Zutaten oder Hauptmahlzeiten im Voraus vor und bewahren Sie sie im Kühl- oder Gefrierschrank auf, damit Sie die ganze Woche über schnell darauf zugreifen können. Die Essensplanung erfordert im Vorfeld etwas Zeit und Organisation, kann aber das Ernährungsmanagement effizienter machen und langfristig eine gesündere, ausgewogenere Ernährungsauswahl unterstützen.

PRAKTISCHE TIPPS FÜR DEN ERFOLG

KAUFEN SIE LEBENSMITTEL MIT EINEM NIEDRIGEN GLYKÄMISCHEN INDEX

Der Kauf von Lebensmitteln mit niedrigem glykämischen Index kann eine hilfreiche Strategie zur Förderung der Stoffwechselgesundheit und zur Stabilisierung des Blutzuckerspiegels sein. Hier sind einige Tipps, wie Sie beim Einkaufen Lebensmittel mit niedrigem GI auswählen können: 1. Bevorzugen Sie Vollkornprodukte: Wählen Sie Vollkornbrot, Vollkornnudeln, braunen Reis, Quinoa, Dinkel und andere Vollkornprodukte gegenüber ihren raffinierten Gegenstücken mit hohem GI. 2. Entscheiden Sie sich für Hülsenfrüchte: Kaufen Sie verschiedene Hülsenfrüchte wie Linsen, Bohnen, Kichererbsen und Erbsen.

3. Nehmen Sie reichlich Gemüse mit: Füllen Sie Ihren Einkaufswagen mit einer Auswahl an frischem Gemüse, darunter Brokkoli, Spinat, Kohl, Karotten, Zucchini, Tomaten und Paprika. Nicht stärkehaltiges Gemüse hat im Allgemeinen einen niedrigen glykämischen Index und ist reich an Ballaststoffen und Nährstoffen. 4. Wählen Sie frisches Obst: Entscheiden Sie sich für frisches Obst mit niedrigem glykämischen Index wie Äpfel, Birnen, Erdbeeren, Blaubeeren, Himbeeren, Kirschen, Orangen und Kiwis. Vermeiden Sie zu reife oder zu zuckerhaltige Obstsorten. 5. Lebensmitteletiketten lesen: Überprüfen Sie die Lebensmitteletiketten auf Produkte mit geringem Zuckerzusatz und raffinierten Zutaten. Vermeiden Sie verpackte Lebensmittel und Snacks, die viel Zucker und raffinierte Kohlenhydrate enthalten. 6. Begrenzen Sie verarbeitete Lebensmittel: Minimieren Sie den Verzehr von verarbeiteten Lebensmitteln wie Keksen, Süßigkeiten, Snacks und verpackten

Lebensmitteln, die oft zugesetzten Zucker und andere hochglykämische Zutaten enthalten. 7. Kaufen Sie magere Proteinquellen: Wählen Sie mageres Fleisch wie Huhn, Truthahn, Fisch und Eier sowie fettarme Milchprodukte wie griechischen Joghurt und fettarmen Käse. 8. Ergänzung mit gesunden Fetten: Kaufen Sie gesunde Fette wie Avocados, Nüsse, Samen, natives Olivenöl extra und Kokosnussöl, um den Mahlzeiten Geschmack und Nährstoffe zu verleihen. 9. Planen Sie sorgfältig: Erstellen Sie eine Einkaufsliste basierend auf den Mahlzeiten, die Sie für die Woche geplant haben, um Impulskäufe zu vermeiden und den Fokus auf Lebensmittel mit niedrigem glykämischen Index zu legen. 10. Treffen Sie bewusste Entscheidungen: Bei der Auswahl von Lebensmitteln mit niedrigem GI geht es nicht darum, sich auf einige wenige Lebensmittel zu beschränken, sondern vielmehr die Vielfalt und Ausgewogenheit Ihrer Ernährung zu erhöhen, um die Stoffwechselgesundheit und das allgemeine Wohlbefinden zu fördern.

TIPPS ZUM KOCHEN UND ZUBEREITEN

Hier einige nützliche Tipps für das gesunde und schmackhafte Kochen und Zubereiten von Speisen: 1. Verwenden Sie leichte Garmethoden: Bevorzugen Sie leichte Garmethoden wie Dämpfen, Grillen, Backen, Garen in einer beschichteten Pfanne oder Garen in Folie gebacken. Diese Methoden reduzieren den Einsatz von zugesetzten Fetten und bewahren den natürlichen Geschmack der Lebensmittel. 2. Begrenzen Sie die Verwendung gesättigter Fette: Reduzieren Sie die Verwendung gesättigter Fette wie Butter und Margarine und bevorzugen Sie gesunde Fette wie natives Olivenöl extra, Kokosöl, Sonnenblumenöl und Leinsamenöl. 3. Experimentieren Sie mit Kräutern und Gewürzen: Verwenden Sie verschiedene frische Kräuter und Gewürze, um Ihren Gerichten Geschmack zu verleihen, ohne Salz oder natriumreiche Gewürze hinzuzufügen. Probieren Sie

Basilikum, Petersilie, Oregano, Rosmarin, Thymian, schwarzen Pfeffer, Kurkuma, Ingwer, Paprika und Zimt. 4. Fügen Sie reichlich Gemüse hinzu: Erhöhen Sie die Gemüsemenge in Ihren Gerichten, indem Sie verschiedene Farben und Geschmacksrichtungen hinzufügen. Gemüse liefert nicht nur Ballaststoffe und essentielle Nährstoffe, sondern trägt auch dazu bei, dass Mahlzeiten sättigender und sättigender werden. 5. Wählen Sie frische, saisonale Zutaten: Entscheiden Sie sich nach Möglichkeit für frische, saisonale und regionale Zutaten. Frische Zutaten bieten den besten Geschmack und Nährwert. 6. Reduzieren Sie die Verwendung von zugesetztem Zucker: Begrenzen Sie die Verwendung von zugesetztem Zucker in Ihren Gerichten. Verwenden Sie zum Süßen von Rezepten natürliche Zuckeralternativen wie Honig, Ahornsirup oder Stevia. 7. Ausgewogene Aromen: Experimentieren Sie mit einer Vielzahl kontrastierender und komplementärer Aromen in Ihren Gerichten. Kombinieren Sie Süßes mit

Bitterem, Saures mit Süßem und Würziges mit Cremigem, um ausgewogene und sättigende Gerichte zu kreieren. 8. Bereiten Sie Mahlzeiten in mehreren Portionen zu: Nehmen Sie sich am Wochenende oder wenn Sie mehr Zeit haben, Zeit für die Zubereitung von Mahlzeiten in mehreren Portionen. Sie können große Mengen an Lebensmitteln kochen und aufbewahren, um die Mahlzeiten die ganze Woche über zum Aufwärmen bereit zu haben. 9. Seien Sie kreativ: Experimentieren Sie mit neuen Rezepten, Zutaten und Geschmacks kombinationen, um das Kochen zu einem unterhaltsamen und inspirierenden Erlebnis zu machen. 10. Genießen Sie den Prozess: Das Zubereiten von Speisen kann eine entspannende und befriedigende Zeit sein. Nutzen Sie die Zeit, die Sie in der Küche verbringen, um mit dem Essen und denen, die es mit Ihnen teilen, in Kontakt zu treten. Wenn Sie diese Tipps befolgen, können Sie köstliche, nahrhafte Mahlzeiten zubereiten, die zu Ihrem Wohlbefinden und dem Ihrer Lieben beitragen.

AUSWÄRTS ESSEN UND DABEI EINE DIÄT MIT NIEDRIGEM GLYKÄMISCHEN INDEX EINHALTEN

Während einer Diät mit niedrigem glykämischen Wert auswärts zu essen, kann eine Herausforderung sein, aber Sie können eine bewusste Auswahl an Lebensmitteln treffen, um Ihren Blutzuckerspiegel stabil zu halten. Hier sind einige Tipps für das Essen auswärts bei einem glykämischen Index: 1. Wählen Sie Restaurants mit gesunden Optionen: Suchen Sie nach Restaurants, die gesunde, ausgewogene Menüoptionen wie frische Salate, Fisch- oder magere Fleischgerichte und Gemüsebeilagen anbieten. 2. Lesen Sie die Speisekarte sorgfältig durch: Nehmen Sie sich vor der Bestellung die Zeit, die Speisekarte sorgfältig durchzulesen und nach Gerichten mit magerem Eiweiß, komplexen Kohlenhydraten und Gemüse Ausschau zu halten. Vermeiden Sie frittierte Gerichte, Sandwiches und Lebensmittel mit hohem Zuckerzusatz.

3. Stellen Sie Fragen an das Personal: Zögern Sie nicht, dem Restaurantpersonal Fragen zu den Zutaten und Zubereitungsmethoden der Gerichte zu stellen. Fragen Sie, ob Sie Änderungen am Gericht vornehmen können, um es besser für Ihre Diät mit niedrigem Blutzuckerspiegel geeignet zu machen. 4. Wählen Sie moderate Portionen: Versuchen Sie, übermäßig große Portionen zu vermeiden und versuchen Sie, die Portionen moderat zu halten. Wenn der Teller zu groß ist, sollten Sie die Portion aufteilen oder die Reste für eine spätere Mahlzeit mit nach Hause nehmen. 5. Vermeiden Sie zuckerhaltige Getränke: Begrenzen Sie den Konsum zuckerhaltiger Getränke wie Limonaden, Fruchtsäfte und süße Cocktails. Entscheiden Sie sich für Wasser, ungesüßte Tees oder Kräutergetränke, um die Aufnahme von zusätzlichem Zucker zu reduzieren. 6. Seien Sie vorsichtig mit Soßen und Zutaten: Viele Soßen und Gewürze können zugesetzten Zucker und raffinierte Kohlenhydrate enthalten. Wählen Sie leichte Soßen oder

lassen Sie sich die Soßen als Beilage servieren, damit Sie die Menge, die Sie verwenden, kontrollieren können. 7. Vorspeisen und Beilagen bestellen: Wenn Sie keine Hauptgerichte finden, die zu Ihrer Ernährung passen, sollten Sie verschiedene Vorspeisen oder Beilagen bestellen, die den Prinzipien der Diät mit niedrigem glykämischen Index entsprechen. 8. Achten Sie auf Lebensmittelkombinationen: Versuchen Sie, die Mahlzeiten mit einer Kombination aus Proteinen, komplexen Kohlenhydraten und gesunden Fetten auszugleichen, um den Blutzuckerspiegel stabil zu halten und ein Sättigungsgefühl zu fördern. 9. Vermeiden Sie Lebensmittel, die reich an einfachen Kohlenhydraten sind: Begrenzen Sie den Verzehr von Lebensmitteln mit hohem glykämischen Index wie Weißbrot, weißem Reis, Pommes Frites und Süßigkeiten mit hohem Zuckergehalt. 10. Genießen Sie Ihr Essen: Auswärts essen soll ein angenehmes Erlebnis sein.

HERAUSFORDERUNGEN BEWÄLTIGEN, HÄUFIGE HINDERNISSE ÜBERWINDEN

Die Überwindung häufiger Hindernisse im Zusammenhang mit der Ernährung und der Aufrechterhaltung eines gesunden Lebensstils kann Engagement und Bewusstsein erfordern. Hier sind einige Tipps zur Bewältigung einiger häufiger Herausforderungen: 1. Zeitmangel: Organisieren Sie Ihre Zeit so, dass Sie die Zubereitung von Mahlzeiten und körperliche Aktivität in Ihren Tagesablauf einbeziehen. Planen Sie Ihre Mahlzeiten für die Woche im Voraus und suchen Sie nach schnellen, gesunden Rezepten, die zu Ihrem Lebensstil passen. 2. Sozialisation und äußerer Druck: Kommunizieren Sie offen mit Freunden und Familie über Ihre Gesundheitsziele, damit diese Sie unterstützen können. Wählen Sie Restaurants, die gesunde Speisen anbieten, und treffen Sie bewusste Entscheidungen, wenn Sie zu gesellschaftlichen Veranstaltungen eingeladen werden.

3. Stress und Emotionalität: Finden Sie gesunde Wege, um mit Stress umzugehen, wie zum Beispiel Meditation, Yoga, körperliche Aktivität oder Therapie. Versuchen Sie, Ihre emotionalen Auslöser zu identifizieren und alternative Strategien zu entwickeln, um mit ihnen umzugehen, ohne auf Essen zurückzugreifen. 4. Sättigung und Hunger: Halten Sie Ihr Sättigungsgefühl aufrecht, indem Sie Lebensmittel wählen, die reich an Ballaststoffen, Proteinen und gesunden Fetten sind und Ihnen helfen, sich länger satt zu fühlen. Lassen Sie sich nicht hungrig machen und planen Sie gesunde Snacks ein, um zu vermeiden, dass Sie während der Hauptmahlzeiten zu viel essen. 5. Mangelnde Motivation: Finden Sie einen persönlichen, sinnvollen Grund für einen gesunden Lebensstil. Dabei kann es sich um die Verbesserung der Gesundheit, die Steigerung der Energie oder das Erreichen eines bestimmten Ziels handeln. Halten Sie die Motivation mit kleinen Erfolgen und Non-Food-Belohnungen aufrecht. 6. Mangelndes Wissen: Informieren Sie sich

über gesunde Ernährungsmöglichkeiten und lernen Sie, Lebensmitteletiketten zu lesen, um fundierte Entscheidungen zu treffen. Wenden Sie sich für eine individuelle Beratung und Unterstützung an eine medizinische Fachkraft, beispielsweise einen Ernährungsberater oder Diätassistenten. 7. Rückfälle und Fehler: Akzeptieren Sie, dass Rückfälle passieren können und dass sie Teil des Weges zur Selbstverbesserung sind. Bestrafen Sie sich nicht für Fehler, sondern lernen Sie daraus und kehren Sie sofort zu Ihrer gesunden Routine zurück. 8. Widerstand gegen Veränderungen: Nehmen Sie kleine, schrittweise Änderungen vor, anstatt zu versuchen, Ihr Leben über Nacht radikal zu verändern. Seien Sie freundlich zu sich selbst und erkennen Sie Ihre Erfolge an, auch die kleinen. Die Bewältigung dieser Hindernisse erfordert Zeit, Geduld und konsequente Anstrengung, aber mit Entschlossenheit und angemessener Unterstützung können Sie sie überwinden und Ihre langfristigen Gesundheitsziele erreichen.

PASSEN SIE IHRE ERNÄHRUNG AN VERSCHIEDENE LEBENSSTILE AN

Damit die Ernährung nachhaltig und an den individuellen Bedürfnissen ausgerichtet ist, ist die Anpassung der Ernährung an unterschiedliche Lebensstile unerlässlich. Hier einige Tipps zur Anpassung Ihrer Ernährung an verschiedene Lebensstile: 1. Aktiver Lebensstil: Wenn Sie ein aktiver Mensch sind oder sich regelmäßig körperlich betätigen, stellen Sie sicher, dass Sie genügend komplexe Kohlenhydrate in Ihre Ernährung aufnehmen, um Energie zu liefern und Ihre körperliche Aktivität zu unterstützen. Magere Proteine und gesunde Fette sollten ein wesentlicher Bestandteil Ihrer Mahlzeiten für die Muskelreparatur und -regeneration sein. 2. Sitzender Lebensstil: Wenn Sie einen eher sitzenden Lebensstil führen, achten Sie sorgfältig auf die Menge an Kalorien, die Sie zu sich nehmen, und achten Sie darauf, nicht zu große Portionen zu sich zu nehmen.

Konzentrieren Sie sich auf vollwertige, ballaststoff- und nährstoffreiche Lebensmittel, um die Stoffwechselgesundheit aufrechtzuerhalten und das Gewicht zu kontrollieren. 3. Anspruchsvolle Arbeit: Wenn Sie einen Job haben, der körperliche oder geistige Anstrengung erfordert, planen Sie unbedingt Mahlzeiten ein, die Ihnen die Energie und Konzentration geben, die Sie den ganzen Tag über benötigen. Entscheiden Sie sich für ausgewogene Mahlzeiten, die Proteine, komplexe Kohlenhydrate und gesunde Fette enthalten. 4. Häufige Reisen: Wenn Sie beruflich oder privat häufig reisen, planen Sie Ihre Mahlzeiten im Voraus und suchen Sie in Restaurants oder Flughäfen nach gesunden Optionen. Bringen Sie gesunde Snacks wie Trockenfrüchte, selbstgemachte Proteinriegel oder geschnittenes Gemüse mit, um bei plötzlichem Hunger keine ungesunden Lebensmittelentscheidungen treffen zu müssen. 5. Unregelmäßige Zeitpläne: Wenn Ihre Essenszeiten aufgrund der Arbeit oder anderer Verpflichtungen unregelmäßig sind, versuchen Sie, bei der Auswahl Ihrer Lebensmittel eine einheitliche Ernährung aufrechtzuerhalten. Besorgen Sie sich gesunde Lebensmittel, die Sie unterwegs schnell verzehren können, und planen Sie ausgewogene Mahlzeiten, wenn Sie mehr Zeit haben. 6. Budgetbeschränkungen: Wenn Ihr Budget begrenzt ist, planen Sie preiswerte, aber nahrhafte Mahlzeiten mit preiswerten Zutaten wie Hülsenfrüchten, Vollkornprodukten, Gemüse der Saison und mageren Proteinen wie Eiern und Hühnchen. 7. Vegetarische oder vegane Ernährung: Wenn Sie sich vegetarisch oder vegan ernähren, stellen Sie sicher, dass Sie ausreichend Protein aus pflanzlichen Quellen wie Hülsenfrüchten, Tofu, Tempeh, Quinoa und Samen zu sich nehmen. Achten Sie darauf, Ihre Ernährung mit wichtigen Vitaminen und Mineralstoffen wie Vitamin B12, Eisen und Kalzium zu ergänzen. 8. Nahrungsmittelunverträglichkeiten oder -allergien: Wenn Sie Nahrungsmittelunverträglichkeiten oder Allergien haben, passen Sie Ihre Ernährung an, indem Sie Nahrungsmittel meiden, die eine allergische Reaktion oder Verdauungsbeschwerden auslösen. Suchen Sie nach nahrhaften und schmackhaften Alternativen, um die Lebensmittel zu ersetzen, die Sie aus Ihrer Ernährung streichen müssen. Darüber hinaus ist es wichtig, flexibel zu sein und die Ernährung an die persönlichen Bedürfnisse und Vorlieben anzupassen. Hören Sie auf Ihren Körper und nehmen Sie bei Bedarf Anpassungen vor, um sicherzustellen, dass Ihre Ernährung Ihren Lebensstil und Ihr allgemeines Wohlbefinden unterstützt. 4. Finden Sie Unterstützung: Suchen Sie Unterstützung bei Freunden, Familie oder Selbsthilfegruppen, die Ihre Gesundheitsziele teilen. Das Teilen von Herausforderungen und Erfolgen mit anderen kann die Reise leichter zu bewältigen und motivierender machen. 5. Machen Sie Wohlbefinden zur Priorität: Denken Sie daran, dass es wichtig ist, auf sich selbst zu achten. Nehmen Sie sich jeden Tag Zeit, um Sport zu treiben, sich zu entspannen, gut zu schlafen und Ihren

Körper mit nahrhaften Lebensmitteln zu nähren. 6. Visualisieren Sie Ihren Erfolg: Stellen Sie sich vor, Sie erreichen Ihre Gesundheitsziele. Stellen Sie sich vor, wie Sie sich fühlen und was Sie tun werden, wenn Sie Ihre Ziele erreicht haben. Dies kann Ihnen helfen, motiviert und konzentriert auf Ihrem Weg zu bleiben. 7. Seien Sie flexibel: Das Leben ist voller unerwarteter Ereignisse und Hindernisse. Seien Sie flexibel in Ihren Vorgehensweisen und passen Sie Ihre Strategie bei Bedarf an. Scheuen Sie sich nicht, Ihren Plan zu ändern, wenn er nicht wie erwartet funktioniert. 8. Erinnern Sie sich an Ihr „Warum": Denken Sie immer daran, warum Sie diese Reise in ein gesünderes Leben begonnen haben. Dieses „Warum" kann Ihnen die Motivation geben, die Sie brauchen, um Herausforderungen zu meistern und weiter voranzukommen. Mit Entschlossenheit, Engagement und einer positiven Einstellung sind Sie auf dem richtigen Weg zu anhaltendem Erfolg bei Ihrer

ZUSÄTZLICHE INFORMATIONEN ZUM GLYKÄMISCHEN INDEX

Hier sind einige zusätzliche Informationen zum glykämischen Index (GI), die hilfreich sein können: 1. Definition des glykämischen Index: Der glykämische Index ist eine Skala, die misst, wie schnell ein kohlenhydrathaltiges Lebensmittel den Blutzuckerspiegel im Vergleich zu einem Referenznahrungsmittel, normalerweise Glukose, erhöht oder Weißbrot. Lebensmittel werden nach ihrem GI in niedrig, mittel oder hoch eingeteilt. 2. Faktoren, die den glykämischen Index beeinflussen: Verschiedene Faktoren können den GI eines Lebensmittels beeinflussen, einschließlich der chemischen Zusammensetzung, des Vorhandenseins von Ballaststoffen, der Handhabung und Zubereitung von Lebensmitteln, der Kombination von Lebensmitteln in einer Mahlzeit und der Reifung von Früchten. 3.

Lebensmittel mit hohem GI: Lebensmittel mit hohem GI führen zu einem schnellen Anstieg des Blutzuckerspiegels. Dazu gehören Lebensmittel wie Weißbrot, Süßigkeiten, zuckerhaltige Getränke, Chips und raffiniertes Getreide. 4. Lebensmittel mit niedrigem GI: Lebensmittel mit niedrigem GI führen zu einem allmählichen Anstieg des Blutzuckerspiegels. Dazu gehören nicht stärkehaltiges Obst und Gemüse, Hülsenfrüchte, Vollkornprodukte, fettarme Milchprodukte und einige Proteinquellen. 5. Bedeutung des glykämischen Index in der Ernährung: Die Kontrolle des GI der verzehrten Lebensmittel kann hilfreich sein, um den Blutzuckerspiegel zu kontrollieren, das Sättigungsgefühl länger aufrechtzuerhalten, das Risiko, an Typ-2-Diabetes zu erkranken, zu verringern und beim Abnehmen zu helfen. 6. Postprandialer Blutzucker: Der postprandiale Blutzucker ist der Blutzuckerspiegel nach einer Mahlzeit. Die Reduzierung des GI der verzehrten Lebensmittel kann dazu beitragen, den postprandialen Blutzucker in akzeptablen Grenzen zu halten, was für die Stoffwechselgesundheit und die Vorbeugung chronischer Krankheiten wichtig ist. 7. Essensplanung: Die Planung von Mahlzeiten unter Berücksichtigung des GI von Lebensmitteln kann dazu beitragen, ausgewogenere und gesündere Mahlzeiten zuzubereiten. Die Kombination von Lebensmitteln mit niedrigem GI mit mageren Proteinen, gesunden Fetten und Ballaststoffen kann dazu beitragen, den Blutzuckerspiegel stabil zu halten und die allgemeine Gesundheit zu verbessern. 8. Überwachung des glykämischen Index: Im Internet finden Sie Tabellen und Datenbanken, die Auskunft über den GI von Lebensmitteln geben. Diese Ressourcen können bei der Planung von Mahlzeiten und einer fundierteren Lebensmittelauswahl hilfreich sein. Das Verständnis des GI von Lebensmitteln und seiner Auswirkungen auf die Stoffwechselgesundheit kann ein wichtiger Bestandteil einer ausgewogenen und gesunden Ernährung sein.

WAS IST DIE GLYKÄMISCHE INDEX-DIÄT

Die Glykämische Index-Diät ist ein Ernährungsansatz, der auf dem Konzept des glykämischen Index (GI) basiert. Der glykämische Index misst, wie schnell ein Lebensmittel nach dem Verzehr den Blutzuckerspiegel erhöht. Lebensmittel mit einem hohen glykämischen Index führen zu einem schnellen Anstieg des Blutzuckers, während Lebensmittel mit einem niedrigen glykämischen Index einen eher allmählichen und kontrollierten Anstieg des Blutzuckers bewirken. Das Ziel der glykämischen Indexdiät besteht darin, Lebensmittel mit einem niedrigeren GI zu wählen, um den Blutzuckerspiegel zu stabilisieren, den Appetit zu kontrollieren und ein stärkeres Sättigungsgefühl zu fördern. Darüber hinaus kann diese Diät dazu beitragen, die Insulinsensitivität zu verbessern und das Körpergewicht zu kontrollieren.

Zu den Lebensmitteln mit niedrigem GI gehören nicht stärkehaltiges Gemüse, Hülsenfrüchte, Vollkornprodukte, frisches Obst, fettarme Milchprodukte und mageres Eiweiß. Im Gegensatz dazu gehören zu den Lebensmitteln mit hohem glykämischen Index raffinierter Zucker, Weißbrot, weißer Reis, Kartoffeln und süße Snacks. Die Glykämische Index-Diät fördert den Verzehr vollwertiger, unverarbeiteter Lebensmittel und fördert eine Ernährung, die reich an Ballaststoffen, Vitaminen und Mineralstoffen ist. Darüber hinaus fördert es die Portionskontrolle und die allgemeine Ausgewogenheit der Ernährung. Dieser Ernährungsansatz kann besonders für Menschen mit Typ-2-Diabetes hilfreich sein, da er zur Verbesserung der Blutzuckerkontrolle beitragen kann. Es ist jedoch wichtig, vor der Einführung einer Diät einen Arzt zu konsultieren, insbesondere wenn bei Ihnen bereits Erkrankungen vorliegen.

DIE VORTEILE DER DIÄT

Die Diät mit dem glykämischen Index bietet mehrere gesundheitliche Vorteile: 1. Gewichtskontrolle: Lebensmittel mit niedrigem glykämischen Index neigen dazu, ein länger anhaltendes Sättigungsgefühl hervorzurufen, wodurch Hunger und der Wunsch nach ungesunden Snacks zwischen den Mahlzeiten reduziert werden. Dies kann bei der Gewichtskontrolle und Appetitkontrolle helfen. 2. Stabilisierung des Blutzuckerspiegels: Eine Diät mit niedrigem glykämischen Index kann dazu beitragen, den Blutzuckerspiegel den ganzen Tag über stabiler zu halten und so das Risiko von glykämischen Spitzen und reaktiver Hypoglykämie zu verringern. 3. Bessere Insulinkontrolle: Eine Diät mit niedrigem glykämischen Index kann die Insulinsensitivität verbessern und die Insulinresistenz verringern und so zur Vorbeugung oder Behandlung von Typ-2-Diabetes beitragen. 4. Förderung der kardiometabolischen Gesundheit: Durch die

Reduzierung des Verzehrs hochglykämischer Lebensmittel kann die Diät dazu beitragen, den Cholesterinspiegel im Blut zu verbessern, das Risiko von Herz-Kreislauf-Erkrankungen zu verringern und die allgemeine Herzgesundheit zu verbessern. 5. Besseres Energiemanagement: Lebensmittel mit niedrigem glykämischen Index stellen eine stabilere und langlebigere Energiequelle dar als Lebensmittel mit hohem glykämischen Index und tragen dazu bei, den ganzen Tag über ein konstantes Energieniveau aufrechtzuerhalten. 6. Fördern Sie eine ausgewogene Ernährung: Die glykämische Indexdiät fördert den Verzehr von Vollwertkost, Obst, Gemüse, Vollkornprodukten und magerem Eiweiß und fördert so eine ausgewogene, nährstoffreiche Ernährung. 7. Appetitkontrolle: Lebensmittel mit niedrigem glykämischen Index sind tendenziell sättigender, was dazu beitragen kann, die Gesamtmenge der verzehrten Lebensmittel zu reduzieren und übermäßiges Essen zu verhindern.

REZEPTE FÜR VORSPEISEN

GANZE-BRUSCHETTAS MIT TOMATEN UND FRISCHEM BASILIKUM

Zubereitungszeit: 10 Minuten

Kochzeit: 5 Minuten

Dosierung für 4 Personen:

Zutaten

Vollkornbrot: 400g

Kirschtomaten: 250g

Frisches Basilikum: 30g

Knoblauch: 2 Zehen

Extra natives Olivenöl: 60 ml

Salz und Pfeffer nach Geschmack

Vorbereitung:

Das Vollkornbrot in Scheiben schneiden und leicht grillen. Die Kirschtomaten halbieren und das frische Basilikum hacken. Die Knoblauchzehen schälen und die gegrillten Brotscheiben damit einreiben. Kirschtomaten und Basilikum auf den Brotscheiben verteilen. Mit nativem Olivenöl extra, Salz und Pfeffer würzen. Sofort servieren. Nährwerte (pro Portion): Kalorien: 220 kcal, Proteine: 6 g, Fett: 8 g, Kohlenhydrate: 30 g, Ballaststoffe: 5 g, Zucker: 4 g, Natrium: 300 mg.

VOLLBROT-CRUTTONS MIT SCHWARZER OLIVENPASTETE

Zubereitungszeit: 15 Minuten

Garzeit: 0 Minuten

Dosierung für 4 Personen:

Zutaten:

Vollkornbrot: 300g

Entkernte schwarze Oliven: 150 g

Sardellen in Öl: 50g

Kapern: 30g

Extra natives Olivenöl: 60 ml

Zitronensaft: 1 EL

Gemahlener schwarzer Pfeffer nach Geschmack

Vorbereitung:

Das Vollkornbrot in Scheiben schneiden und leicht toasten. Im Mixer die schwarzen Oliven, Sardellen, Kapern, natives Olivenöl extra und Zitronensaft vermischen. Mischen, bis eine cremige Konsistenz entsteht. Die erhaltene Pastete auf den gerösteten Brotscheiben verteilen. Nach Geschmack gemahlenen schwarzen Pfeffer hinzufügen. Als Vorspeise oder Snack servieren. Diese köstlichen Rezepte sind perfekt für ein gesundes und leckeres Kocherlebnis! Nährwerte (pro Portion): Kalorien: 180 kcal, Proteine: 4 g, Fett: 10 g, Kohlenhydrate: 15 g, Ballaststoffe: 3 g, Zucker: 1 g, Natrium: 350 mg.

CAPRESE-SALAT MIT ELLEM MOZZARELLA UND KIRSCHTOMATEN

Zubereitungszeit: 10 Minuten

Garzeit: 0 Minuten

Dosierung für 4 Personen:

Zutaten

Leichter Mozzarella: 200g

Kirschtomaten: 300g

Frisches Basilikum: 20g

Extra natives Olivenöl: 30 ml

Balsamico-Essig: 15 ml

Salz und Pfeffer nach Geschmack

Vorbereitung:

Den hellen Mozzarella in dünne Scheiben schneiden und die Kirschtomaten halbieren. Die Mozzarellascheiben und die Kirschtomaten abwechselnd auf einem Servierteller anrichten. Zwischen den Schichten frische Basilikumblätter hinzufügen. Mit nativem Olivenöl extra, Balsamico-Essig, Salz und Pfeffer würzen. Frisch servieren. 7. Nährwerte (pro ungefährer Portion): Kalorien: 120 kcal Protein: 8 g Fett: 7 g Kohlenhydrate: 5 g Ballaststoffe: 1 g Zucker: 3 g Natrium: 250 mg

ROHSCHINKEN MIT MELONENSCHEIBEN

Zubereitungszeit: 5 Minuten

Garzeit: 0 Minuten

Dosierung für 4 Personen:

Zutaten:

Rohschinken: 150g

Melone: 400g

Vorbereitung:

Die Melone in Scheiben schneiden und die Kerne entfernen. Jede Melonenscheibe mit einer Scheibe Rohschinken umwickeln. Die Brötchen auf einem Servierteller anrichten. Frisch servieren. 7. Nährwerte (pro ungefähre Portion): Kalorien: 90 kcal Protein: 6 g Fett: 3 g Kohlenhydrate: 10 g Ballaststoffe: 1 g Zucker: 10 g Natrium: 450 mg.

CARPACCIO VON ZUCCHINI MIT DÜNNEM KÄSE UND NATIVEM OLIVENÖL EXTRA

Zubereitungszeit: 15 Minuten

Garzeit: 0 Minuten

Dosierung für 4 Personen:

Zutaten:

Zucchini: 300g

Geschnittener fettarmer Käse: 150g

Extra natives Olivenöl: 30 ml

Zitronensaft: 15 ml

Salz und Pfeffer nach Geschmack

Vorbereitung:

Die Zucchini mit einer Mandoline oder einem scharfen Messer in dünne Scheiben schneiden. Die Zucchinischeiben auf einem Servierteller anrichten. Die fettarmen Käsescheiben auf die Zucchini legen. Mit nativem Olivenöl extra, Zitronensaft, Salz und Pfeffer würzen. Frisch servieren. Nährwerte: (pro Portion): Kalorien: 120 kcal Protein: 8 g Fett: 9 g Kohlenhydrate: 4 g Ballaststoffe: 2 g Zucker: 2 g Natrium: 250 mg.

MEERESFRÜCHTESALAT MIT GARNELEN UND AVOCADO

Zubereitungszeit: 10 Minuten

Kochzeit: 5 Minuten

(zum Kochen von Garnelen)

Dosierung für 4 Personen:

Zutaten:

Geschälte Garnelen: 250g

Reife Avocado: 2

Gemischter Salat: 200g

Kirschtomaten: 150g

Zitronensaft: 30 ml

Extra natives Olivenöl: 30 ml

Salz und Pfeffer nach Geschmack

Vorbereitung:

Kochen Sie die Garnelen in kochendem Salzwasser etwa 3/5 Minuten lang, bis sie rosa und undurchsichtig werden. Lassen Sie sie abtropfen und lassen Sie sie abkühlen. Die Avocados in Würfel schneiden und die Kirschtomaten halbieren. Den gemischten Salat auf einem Servierteller anrichten. Avocados, Kirschtomaten und Garnelen über den Salat geben. Mit Zitronensaft, nativem Olivenöl extra, Salz und Pfeffer würzen. Sofort servieren. Passen Sie die Zutatenmenge unbedingt an Ihre Vorlieben und Ernährungsbedürfnisse an. Nährwerte: (pro Portion): Kalorien: 180 kcal Protein: 10 g Fett: 12 g Kohlenhydrate: 10 g Ballaststoffe: 6 g Zucker: 2 g Natrium: 350 mg.

GEGRILLTE AUBERGINENRÖLLCHEN MIT HELLEM RICOTTA

Zubereitungszeit: 20 Minuten

Kochzeit: 15 Minuten

Dosierung für 4 Personen:

Zutaten:

Auberginen: 2 große (ca. 400g)

Leichter Ricotta: 200g

Getrocknete Tomaten in Öl: 50g

Leicht geriebener Käse: 30 g

Frisches Basilikum: 20g

Extra natives Olivenöl: 30 ml

Salz und Pfeffer nach Geschmack

Vorbereitung:

Die Auberginen längs aufschneiden, mit Öl bestreichen und grillen, bis sie weich sind. In einer Schüssel den Ricotta mit den gehackten getrockneten Tomaten, geriebenem Käse, gehacktem Basilikum, Salz und Pfeffer vermischen. Die Ricotta-Mischung auf die Auberginenscheiben verteilen und diese aufrollen. Die Brötchen mit Zahnstochern fixieren und einige Minuten grillen. Heiß servieren. Nährwerte (pro Portion): Kalorien: 180 kcal, Proteine: 8 g, Fett: 10 g, Kohlenhydrate: 15 g, Ballaststoffe: 5 g, Zucker: 3 g, Natrium: 300 mg

KÜRBISSUPPE MIT GANZEN ROSMARIN-CROUTTONS

Zubereitungszeit: 20 Minuten 3.

Kochzeit: 30 Minuten 4.

Dosierung für 4 Personen: 5.

Zutaten:

Kürbis: 1 kg

Zwiebel: 1 große (ca. 150 g)

Kartoffeln: 2 mittelgroße (ca. 300 g)

Gemüsebrühe: 1 Liter

Extra natives Olivenöl: 30 ml

Salz und Pfeffer nach Geschmack

Vollkornbrot: 200g

Frischer Rosmarin: 10g

Vorbereitung:

Kürbis, Kartoffeln und Zwiebel in grobe Stücke schneiden. In einer Pfanne die Zwiebel in Olivenöl goldbraun braten, dann den Kürbis und die Kartoffeln hinzufügen. Mit Gemüsebrühe bedecken und kochen, bis das Gemüse weich ist. Alles verrühren, bis eine glatte Creme entsteht, Salz und Pfeffer hinzufügen. Für die Croutons: Das Brot in Scheiben schneiden, mit Olivenöl bestreichen, mit gehacktem Rosmarin bestreuen und im Ofen goldbraun backen. Die Cremesuppe mit heißen Croutons servieren. Passen Sie die Zutatenmenge unbedingt an Ihre Vorlieben und Ernährungsbedürfnisse an. Nährwerte (pro Portion) Kalorien: 120 kcal Proteine: 3 g Fett: 4 g Kohlenhydrate: 20 g Ballaststoffe: 5 g Zucker: 5 g Natrium: 300 mg.

FRITTER AUS ZUCCHINI UND KICHERERBSENMEHL

Zubereitungszeit: 15 Minuten

Kochzeit: 10 Minuten

Dosierung für 4 Personen:

Zutaten:

Zucchini: 400g

Kichererbsenmehl: 150g

Eier: 2 Gehackte Zwiebeln: 1 klein

Gehackte frische Petersilie: 2 Esslöffel

Salz und Pfeffer nach Geschmack

Natives Olivenöl extra

zum Braten: nach Bedarf

Vorbereitung:

Reiben Sie die Zucchini und drücken Sie sie aus, um überschüssiges Wasser zu entfernen. In einer Schüssel die geriebenen Zucchini mit Kichererbsenmehl, Eiern, gehackten Zwiebeln, Petersilie, Salz und Pfeffer vermischen. Etwas Olivenöl in einer beschichteten Pfanne erhitzen. Aus der Masse Pfannkuchen formen und von beiden Seiten goldbraun braten. Lassen Sie sie auf saugfähigem Papier abtropfen, um überschüssiges Öl zu entfernen. Heiß mit einer Sauce Ihrer Wahl servieren. 7. Nährwerte (pro ungefährer Portion): Kalorien: 180 kcal Protein: 8 g Fett: 7 g Kohlenhydrate: 20 g Ballaststoffe: 4 g Zucker: 3 g Natrium: 300 mg.

LACHSTATAR MIT AVOCADO UND LIMETTE

Zubereitungszeit: 20 Minuten

Garzeit: 0 Minuten

Dosierung für 4 Personen:

Zutaten:

Frischer Lachs: 300g

Reife Avocado: 2

Dateien: 2

Gehackte rote Zwiebel: 1 klein

Gehackte frische Petersilie: 2 Esslöffel

Salz und Pfeffer nach Geschmack

Extra natives Olivenöl: 2 Esslöffel

Vorbereitung:

Den Lachs in kleine Würfel schneiden und in eine Schüssel geben. Die Avocados zerdrücken und zusammen mit der gehackten roten Zwiebel, Petersilie, Limettensaft, Olivenöl, Salz und Pfeffer zum Lachs geben. Vorsichtig mischen. Mit einem Ausstecher Portionen formen und auf Serviertellern anrichten. Nach Belieben mit Limettenscheiben und Petersilienblättern dekorieren. Kalt servieren. 7. Nährwerte (pro ungefährer Portion): Kalorien: 220 kcal Protein: 15 g Fett: 12 g Kohlenhydrate: 10 g Ballaststoffe: 5 g Zucker: 2 g Natrium: 300 mg.

QUINOA-SALAT MIT GEMISCHTEM GEMÜSE

Zubereitungszeit: 15 Minuten

Kochzeit: 20 Minuten

Dosierung für 4 Personen:

Zutaten:

Quinoa: 1 Tasse (200g)

Gemischtes Gemüse (Zucchini, Kirschtomaten,

Paprika, Karotten usw.):

300g Gurken: 2 kleine

Frische Petersilienblätter: 1 Bund

Zitronensaft: 2 Esslöffel

Extra natives Olivenöl: 2 Esslöffel

Salz und Pfeffer nach Geschmack

Vorbereitung:

Spülen Sie den Quinoa unter fließendem Wasser ab und kochen Sie ihn gemäß den Anweisungen auf der Packung. Lass es abkühlen. Das Gemüse in Würfel schneiden und die Gurken in dünne Scheiben schneiden. In einer großen Schüssel gekochtes Quinoa, gehacktes Gemüse, gehackte Petersilie, Zitronensaft, Olivenöl, Salz und Pfeffer vermischen. Gut mischen. Lassen Sie es vor dem Servieren mindestens 30 Minuten im Kühlschrank ruhen. Den Salat kalt oder bei Zimmertemperatur servieren. 7. Nährwerte (pro ungefährer Portion): Kalorien: 250 kcal, Protein: 8 g, Fett: 8 g, Kohlenhydrate: 35 g, Ballaststoffe: 6 g, Zucker: 4 g, Natrium: 300 mg.

LEICHTER MOZZARELLA IN CARROZZA MIT HAUSGEMACHTER MARINARA-SAUCE

Zubereitungszeit: 15 Minuten

Kochzeit: 10 Minuten

Dosierung für 4 Personen:

Zutaten:

Leichter Mozzarella: 200g

Vollkorn-Sandwichbrot: 8 Scheiben

Eier: 2, Magermilch: 100 ml

Vollkornmehl: 50g

Geschälte Tomaten: 400g

(für die Marinara-Sauce)

Knoblauch: 2 Zehen

Extra natives Olivenöl: 2 Esslöffel

Frisches Basilikum: 1 Bund

Salz und Pfeffer nach Geschmack

Vorbereitung:

Für die Marinara-Sauce das Olivenöl in einer Pfanne erhitzen und den gehackten Knoblauch anbraten. Die geschälten Tomaten dazugeben und bei mittlerer Hitze 10 Minuten kochen lassen. Mit Salz und Pfeffer würzen und das gehackte Basilikum hinzufügen. Den Mozzarella in Scheiben schneiden und auf saugfähigem Papier trocknen lassen. Bereiten Sie Sandwiches mit Mozzarella vor. In einer Schüssel die Eier mit der Milch verquirlen. Tauchen Sie die Brotscheiben in das Mehl, in das geschlagene Ei und schließlich in das Maismehl. Die Brotscheiben im heißen Öl goldbraun braten. Den Mozzarella in der Carrozza heiß mit der Marinara-Sauce servieren. 7. Nährwertangaben (pro ungefährer Portion, ohne Marinara-Sauce): Kalorien: 280 kcal Protein: 14 g Fett: 10 g Kohlenhydrate: 35 g Ballaststoffe: 5 g Zucker: 4 g Natrium: 400 mg.

GANZEN -CROUTTONS MIT RICOTTA UND HONIG

Zubereitungszeit: 10 Minuten

Kochzeit: 5 Minuten

Dosierung für 4 Personen:

Zutaten:

Scheiben Vollkornbrot: 8 Scheiben

Ricotta: 200g

Honig: 4 Esslöffel

Gehackte Nüsse (optional): 50 g

Vorbereitung:

Die Vollkornbrotscheiben goldbraun rösten.
Jede Toastscheibe großzügig mit Ricotta
bestreichen. Einen Spritzer Honig über den
Ricotta geben. Nach Belieben mit gehackten
Walnüssen bestreuen. Servieren Sie die
Crostini als Vorspeise oder Snack.
Nährwerte pro ungefährer Portion, unter
Berücksichtigung von 2 Croutons): Kalorien:
150 kcal, Proteine: 6 g, Fett: 5 g,
Kohlenhydrate: 20 g, Ballaststoffe: 2 g,
Zucker: 8 g, Natrium: 150 mg

MAGERER KOCHSCHINKEN UND FRISCHE FEIGEN

Zubereitungszeit: 10 Minuten

Garzeit: 0 Minuten

Dosierung für 4 Personen:

Zutaten:

Frische Feigen: 8

Scheiben magerer Kochschinken: 8 Scheiben

Vorbereitung:

Die Feigen je nach Größe halbieren oder vierteln. Jede Schinkenscheibe um die Feigenstücke wickeln. Ordnen Sie die Häppchen auf einem Servierteller an. Als Vorspeise oder Snack servieren. Nährwerte (pro ungefähre Portion, unter Berücksichtigung von 2 Scheiben Schinken und 2 Feigen): Kalorien: 100 kcal, Proteine: 6 g, Fett: 2 g, Kohlenhydrate: 15 g, Ballaststoffe: 2 g, Zucker: 12 g, Natrium: 300 mg.

MARINIERTE OLIVEN MIT AROMATISCH KRÄUTERN UND ZITRONE

Zubereitungszeit: 10 Minuten

Dosierung für 4 Personen:

Zutaten:

Schwarze und grüne Oliven: je 200 g

Abgeriebene Zitronenschale: von 1 Zitrone

Aromatische Kräuter (Rosmarin, Thymian, Oregano): 2 Esslöffel

Gemahlener schwarzer Pfeffer: nach Geschmack

Extra natives Olivenöl: 2 Esslöffel

Vorbereitung:

Spülen Sie die Oliven gut unter fließendem Wasser ab. In einer Schüssel die Oliven mit der abgeriebenen Zitronenschale, Kräutern, schwarzem Pfeffer und Olivenöl vermischen. Die Schüssel abdecken und mindestens 1 Stunde im Kühlschrank marinieren lassen. Als Vorspeise die marinierten Oliven servieren. 6. Nährwerte (pro ungefährer Portion): Kalorien: 100 kcal Protein: 1 g Fett: 10 g Kohlenhydrate: 2 g Ballaststoffe: 1 g Zucker: 0 g Natrium: 500 mg

GEGRILLTE AUBERGINEN MIT GETROCKNETEN TOMATEN UND FRISCHEM BASILIKUM

Zubereitungszeit: 15 Minuten

Kochzeit: 10 Minuten

Dosierung für 4 Personen:

Zutaten:

Auberginen: 2 mittelgroß

Getrocknete Tomaten in Öl: 50g

Frisches Basilikum: 20g

Extra natives Olivenöl: 3 Esslöffel

Salz und Pfeffer nach Geschmack

Vorbereitung:

Die Auberginen in dünne Scheiben schneiden. Einen Grill erhitzen und die Auberginenscheiben mit Olivenöl bestreichen. Die Auberginenscheiben grillen, bis sie weich und gestreift sind. Die Auberginenscheiben auf einem Servierteller anrichten. Die getrockneten Tomaten und frischen Basilikumblätter auf die Auberginenscheiben geben. Mit Salz, Pfeffer und einem Schuss Olivenöl würzen. Servieren Sie die gegrillte Aubergine als Vorspeise oder Beilage. 7. Nährwerte (pro ungefährer Portion): Kalorien: 120 kcal Protein: 2 g Fett: 8 g Kohlenhydrate: 10 g Ballaststoffe: 4 g Zucker: 3 g Natrium: 200 mg.

RÄUCHERLACHS CANAPÉS UND DÜNNEM FRISCHKÄSE

Zubereitungszeit: 10 Minuten

Dosierung für 4 Personen:

Zutaten:

Geräucherter Lachs: 150g

Fettarmer Streichkäse: 150 g

Geschnittenes Vollkornbrot: 8 Scheiben

Gehackter frischer Schnittlauch:

2 Esslöffel (optional)

Zitrone: 1, in dünne Scheiben geschnitten

zum Garnieren (optional)

Vorbereitung:

Die Vollkornbrotscheiben leicht rösten. Den fettarmen Frischkäse gleichmäßig auf den gerösteten Brotscheiben verteilen. Die Räucherlachsscheiben auf dem Käse anrichten. Nach Belieben mit gehacktem frischem Schnittlauch und dünnen Zitronenscheiben garnieren. Als Vorspeise oder Snack servieren. 6. Nährwerte (pro ungefährer Portion): Kalorien: 180 kcal Protein: 12 g Fett: 8 g Kohlenhydrate: 15 g Ballaststoffe: 3 g Zucker: 2 g Natrium: 300 mg.

CANNELLINI-BOHNENSALAT MIT NATÜRLICHEM THUNFISCH UND ROTEN ZWIEBELN

Zubereitungszeit: 15 Minuten

Dosierung für 4 Personen:

Zutaten:

Cannellini-Bohnen aus der Dose, abgetropft und abgespült: 400g

Natürlicher Thunfisch, abgetropft: 200g

Rote Zwiebel, in Scheiben geschnitten dünn: 1 mittel

Gehackte frische Petersilie: 2 Esslöffel

Zitronensaft: 2 Esslöffel

Extra natives Olivenöl: 3 Esslöffel

Salz und Pfeffer nach Geschmack

Vorbereitung:

In einer großen Schüssel die Cannellini-Bohnen, den abgetropften Thunfisch, die geschnittenen roten Zwiebeln und die gehackte frische Petersilie vermischen. Mit Zitronensaft, Olivenöl, Salz und Pfeffer würzen. Vorsichtig umrühren, um die Zutaten zu vermischen. Lassen Sie es vor dem Servieren mindestens 30 Minuten im Kühlschrank ruhen. Als Beilage oder leichtes Hauptgericht servieren. 6. Nährwerte (pro ungefährer Portion): Kalorien: 220 kcal Protein: 15 g Fett: 8 g Kohlenhydrate: 25 g Ballaststoffe: 7 g Zucker: 2 g Natrium: 400 mg.

HÜHNCHEN MARINIERT MIT ZITRONE UND FRISCHEM THYMIAN

Zubereitungszeit: 15 Minuten

(ausgenommen Marinaden)

Kochzeit: 15 Minuten

Dosierung für 4 Personen:

Zutaten:

Hähnchenbrust, in mundgerechte Stücke geschnitten: 500g

Zitronensaft: 4 Esslöffel

Abgeriebene Zitronenschale: von 1 Zitrone

Frischer Thymian, gehackt: 2 Esslöffel

Extra natives Olivenöl: 2 Esslöffel

Salz und Pfeffer nach Geschmack

Vorbereitung:

In einer großen Schüssel Zitronensaft, abgeriebene Zitronenschale, frischen Thymian, Olivenöl, Salz und Pfeffer vermischen. Die Hähnchenfilets zur Marinade geben und gut vermischen, damit sie gleichmäßig bedeckt sind. Im Kühlschrank mindestens 30 Minuten marinieren lassen. Erhitzen Sie eine beschichtete Pfanne und kochen Sie die marinierten Chicken Nuggets darin, bis sie goldbraun und durchgegart sind. Heiß als zweiten Gang servieren. 7. Nährwerte (pro ungefährer Portion): Kalorien: 220 kcal Protein: 30 g Fett: 10 g Kohlenhydrate: 2 g Ballaststoffe: 1 g Zucker: 0 g Natrium: 300 mg.

GUACAMOLE MIT ROHEN GEMÜSESTICKS

Zubereitungszeit: 10 Minuten

Dosierung für 4 Personen:

Zutaten:

Reife Avocado: 2

Tomaten, klein, gewürfelt: 2

Rote Zwiebel, gehackt

fein: 1 klein

frischer Koriander,

gehackt: 2 EL

Limettensaft: 1 Limette

Salz und Pfeffer nach Geschmack

Vorbereitung:

In einer Schüssel die Avocados zerdrücken, bis eine cremige Konsistenz entsteht. Gewürfelte Tomaten, gehackte rote Zwiebeln, gehackten frischen Koriander und Limettensaft hinzufügen. Gut vermischen und abschmecken, je nach Geschmack Salz und Pfeffer hinzufügen. Mit rohen Gemüsesticks wie Karotten, Sellerie, Paprika usw. servieren. 6. Nährwerte (pro ungefährer Portion): Kalorien: 150 kcal Protein: 2 g Fett: 12 g Kohlenhydrate: 10 g Ballaststoffe: 7 g Zucker: 2 g Natrium: 100 mg.

SALAT MIT GRANATAPFEL, RUCOLA UND HELLEN PARMESANFLOCKEN

Zubereitungszeit: 15 Minuten

Dosierung für 4 Personen:

Zutaten:

Frischer Rucola: 150g

Granatapfelkerne: 1 Tasse

Heller Parmesan, in Flocken geschnitten: 50g

Gehackte Nüsse: 50g

Extra natives Olivenöl: 2 Esslöffel

Zitronensaft: 1 EL

Salz und Pfeffer nach Geschmack

Vorbereitung:

In einer großen Schüssel frischen Rucola, Granatapfelkerne, helle Parmesanflocken und gehackte Walnüsse vermischen. Mit nativem Olivenöl extra, Zitronensaft, Salz und Pfeffer würzen. Vorsichtig umrühren, um die Zutaten zu vermischen. Als Vorspeise oder Beilage servieren. 6. Nährwerte (pro ungefährer Portion): Kalorien: 120 kcal Protein: 5 g Fett: 8 g Kohlenhydrate: 10 g Ballaststoffe: 3 g Zucker: 6 g Natrium: 200 mg.

GANZE-CROUTTONS MIT STEINPILZE UND FRISCHE PETERSILIE

Zubereitungszeit: 20 Minuten

Kochzeit: 15 Minuten

Dosierung für 4 Personen:

Zutaten:

Frische Steinpilze,

gereinigt und in Scheiben geschnitten: 300g

Geschnittenes Vollkornbrot: 8 Scheiben

Knoblauch, gehackt: 2 Zehen

Frische Petersilie, gehackt: 2 Esslöffel

Extra natives Olivenöl: 3 Esslöffel

Salz und Pfeffer nach Geschmack

Vorbereitung:

Das Olivenöl in einer Pfanne erhitzen und den gehackten Knoblauch hinzufügen. Die in Scheiben geschnittenen Steinpilze hinzufügen und kochen, bis sie weich und goldbraun sind. Mit Salz und Pfeffer würzen. Toasten Sie die Vollkornbrotscheiben. Die Steinpilze auf den gerösteten Croutons verteilen. Mit gehackter frischer Petersilie bestreuen. Als Vorspeise oder Snack servieren. 7. Nährwerte (pro ungefährer Portion): Kalorien: 160 kcal Protein: 6 g Fett: 7 g Kohlenhydrate: 20 g Ballaststoffe: 4 g Zucker: 2 g Natrium: 250 mg.

HÄHNCHENFLEISCHBÄLLCHEN MIT HAUSGEMACHTES SUSS-SÜSS-SAUER

Zubereitungszeit: 20 Minuten

Kochzeit: 15 Minuten

Dosierung für 4 Personen:

Zutaten:

Gehackte Hähnchenbrust: 500 g

Vollkorn-Semmelbrösel: 50g

Ei: 1

Zwiebel, fein gehackt: 1 klein

Knoblauch, gehackt: 2 Zehen

Sojasauce: 2 Esslöffel

Apfelessig: 2 Esslöffel

Geriebener frischer Ingwer: 1 Teelöffel

Extra natives Olivenöl: 2 Esslöffel

Salz und Pfeffer nach Geschmack

Vorbereitung:

In einer großen Schüssel die gemahlene Hähnchenbrust mit Semmelbröseln, Ei, Zwiebel, Knoblauch, Salz und Pfeffer vermischen. Mit den Händen Fleischbällchen formen und beiseite stellen. Erhitzen Sie das Olivenöl in einer beschichteten Pfanne und braten Sie die Fleischbällchen darin, bis sie goldbraun und durchgegart sind. Bereiten Sie in der Zwischenzeit die Süß-Sauer-Sauce zu, indem Sie Sojasauce, Apfelessig und geriebenen Ingwer in einem kleinen Topf vermischen. Zum Kochen bringen, Hitze reduzieren und köcheln lassen, bis die Sauce leicht eindickt. Servieren Sie die Fleischbällchen mit der Süß-Sauer-Sauce als Gewürz. 7. Nährwerte (pro ungefährer Portion): Kalorien: 250 kcal Protein: 25 g Fett: 10 g Kohlenhydrate: 15 g Ballaststoffe: 2 g Zucker: 6 g Natrium: 400 mg.

KICHERERBSENSALAT MIT KIRSCHTOMATEN UND GURKEN

Zubereitungszeit: 15 Minuten

Dosierung für 4 Personen:

Zutaten:

Gekochte Kichererbsen aus der Dose, abgetropft und abgespült: 400 g

Kirschtomaten, halbiert: 200g

Gurken, gewürfelt: 1 groß

Rote Zwiebel, in dünne Scheiben geschnitten:

1 klein

Frische Petersilie, gehackt: 2 Esslöffel

Zitronensaft: 2 Esslöffel

Extra natives Olivenöl: 3 Esslöffel

Salz und Pfeffer nach Geschmack

Vorbereitung:

In einer großen Schüssel gekochte Kichererbsen, Kirschtomaten, Gurken, rote Zwiebeln und frische Petersilie vermischen. Mit Zitronensaft, Olivenöl, Salz und Pfeffer würzen. Vorsichtig umrühren, um die Zutaten zu vermischen. Lassen Sie es vor dem Servieren mindestens 30 Minuten im Kühlschrank ruhen. Als Beilage oder leichtes Hauptgericht servieren. 6. Nährwerte (pro ungefährer Portion): Kalorien: 180 kcal Protein: 7 g Fett: 8 g Kohlenhydrate: 20 g Ballaststoffe: 6 g Zucker: 4 g Natrium: 250 mg.

TOMATEN GEFÜLLTE THUNFISCH UND KAPERN

Zubereitungszeit: 15 Minuten

Dosierung für 4 Personen:

Zutaten:

Reife, große Tomaten: 8

Thunfisch in Öl, abgetropft: 200g

Kapern, abgespült und abgetropft: 2 Esslöffel

Frische Petersilie, gehackt: 2 EL

Leichte Mayonnaise: 4 Esslöffel

Salz und Pfeffer nach Geschmack

Vorbereitung:

Schneiden Sie die Oberseite der Tomaten ab und löffeln Sie vorsichtig das Fruchtfleisch heraus. In einer Schüssel den abgetropften Thunfisch, die Kapern, die gehackte frische Petersilie und die Mayonnaise vermischen. Die Tomaten mit der Thunfischmischung füllen. Bei Bedarf Salz und Pfeffer hinzufügen. Als Vorspeise oder Beilage servieren. Nährwerte (pro Portion): Kalorien: 120 kcal, Proteine: 10 g, Fett: 5 g, Kohlenhydrate: 8 g, Ballaststoffe: 3 g, Zucker: 4 g, Natrium: 300 mg.

GANZE CROUTTONS MIT RICOTTA MAGERER ROHSCHINKEN UND RUCOLA

Zubereitungszeit: 10 Minuten

Dosierung für 4 Personen:

Zutaten:

Geschnittenes Vollkornbrot: 8 Scheiben

Frischer Ricotta: 200g

Magerer Rohschinken: 100g

Frischer Rucola: 50g

Extra natives Olivenöl: 2 Esslöffel

Salz und Pfeffer nach Geschmack

Vorbereitung:

Toasten Sie die Vollkornbrotscheiben. Den frischen Ricotta auf den gerösteten Brotscheiben verteilen. Zu jeder Brotscheibe eine Scheibe mageren Rohschinken geben. Mit frischen Rucolablättern garnieren. Mit einem Schuss nativem Olivenöl extra, Salz und Pfeffer abschmecken. Als Vorspeise oder Snack servieren. Nährwerte (pro Portion): Kalorien: 150 kcal, Protein: 8 g, Fett: 6 g, Kohlenhydrate: 15 g, Ballaststoffe: 3 g, Zucker: 2 g, Natrium: 250 mg.

LACHSTATAR MIT AVOCADO UND MANGO

Zubereitungszeit: 20 Minuten 3.

Dosierung für 4 Personen: 4.

Zutaten:

Frischer Lachs, gewürfelt: 300g

Reife Avocado, gewürfelt: 1 groß

Reife Mango, gewürfelt: 1 groß

Rote Zwiebel, fein gehackt: 1 klein

Limettensaft: 2 Esslöffel

Frischer Koriander, gehackt: 2 Esslöffel

Frische Chilischote, gehackt (optional): 1 klein

Salz und Pfeffer nach Geschmack

Vorbereitung:

In einer Schüssel den gewürfelten Lachs, die gewürfelte Avocado, die gewürfelte Mango und die gehackte rote Zwiebel vermischen. Falls gewünscht, Limettensaft, gehackten frischen Koriander und gehackte frische Chilischote hinzufügen. Vorsichtig umrühren, um die Zutaten zu vermischen. Fügen Sie nach Ihrem Geschmack Salz und Pfeffer hinzu. Als frische Vorspeise oder Hauptgericht servieren. Nährwerte (pro Portion): Kalorien: 250 kcal Protein: 20 g Fett: 12 g Kohlenhydrate: 15 g Ballaststoffe: 5 g Zucker: 8 g Natrium: 150 mg

**GEBACKENEN KARTOFFELN
MIT FRISCHEM ROSMARIN
UND KNOBLAUCH**

Zubereitungszeit: 10 Minuten

Kochzeit: 30/40 Minuten

Dosierung für 4 Personen:

Zutaten:

**Mittlere Kartoffeln, gewaschen und
in Stücke schneiden: 800g**

Knoblauch, zerdrückt: 4 Zehen

**Rosmarinzweige
frisch: 45 Zweige**

Extra natives Olivenöl: 3 Esslöffel

Salz und Pfeffer nach Geschmack

Vorbereitung:

Den Backofen auf 200°C vorheizen. In einer großen Schüssel die Kartoffelspalten mit dem zerdrückten Knoblauch, frischen Rosmarinzweigen, Olivenöl, Salz und Pfeffer vermischen. Gut vermischen, um die Kartoffeln gleichmäßig zu bedecken. Verteilen Sie die Kartoffeln auf einem Backblech und achten Sie darauf, dass sie gleichmäßig verteilt sind. Im vorgeheizten Ofen 3040 Minuten backen oder bis die Kartoffeln innen goldbraun und zart sind. Heiß als Beilage oder Hauptgericht servieren. Die Nährwerte können Sie anhand der Portionsgrößen und der genauen verwendeten Zutaten berechnen. Nährwerte (pro Portion): Kalorien: 180 kcal Proteine: 3 g Fett: 7 g Kohlenhydrate: 25 g Ballaststoffe: 4 g Zucker: 2 g Natrium: 10 mg.

GANZE CROUTTONS MIT CONFIT TOMATEN UND BASILIKUMPESTO

Zubereitungszeit: 15 Minuten

Kochzeit: 1 Stunde

Dosierung für 4 Personen:

Zutaten:

Kirschtomaten: 500g

Knoblauch: 2 Zehen

Extra natives Olivenöl: 4 Esslöffel

Brauner Zucker: 1 EL

Salz und Pfeffer nach Geschmack

Geschnittenes Vollkornbrot: 8 Scheiben

Basilikumpesto: 4 Esslöffel

Vorbereitung:

Die Kirschtomaten halbieren und auf ein mit Backpapier ausgelegtes Backblech legen. Ganze Knoblauchzehen dazugeben und mit Olivenöl, Zucker, Salz und Pfeffer würzen. Im vorgeheizten Backofen bei 120 °C ca. 1 Stunde garen, bis die Kirschtomaten zusammengefallen sind. Toasten Sie die Vollkornbrotscheiben. Das Basilikumpesto auf den Brotscheiben verteilen und die konfitierten Tomaten dazugeben. Als Vorspeise oder Vorspeise servieren. Nährwerte (pro Portion): Kalorien: 180 kcal Protein: 4 g Fett: 8 g Kohlenhydrate: 22 g Ballaststoffe: 3 g Zucker: 4 g Natrium: 250 mg.

ORANGEN SCHWARZE OLIVEN FENCHEL SALAT

Zubereitungszeit: 15 Minuten

Dosierung für 4 Personen:

Zutaten:

Orangen: 4

Schwarze Oliven: 100g

Fenchel: 2

Extra natives Olivenöl: 3 Esslöffel

Zitronensaft: 2 Esslöffel

Frische Petersilie,

gehackt: 2 EL

Salz und Pfeffer nach Geschmack

Vorbereitung:

Die Orangen schälen und in Scheiben schneiden. Den Fenchel in dünne Scheiben schneiden. Ordnen Sie die Orangen- und Fenchelscheiben auf einem Servierteller an. Fügen Sie die schwarzen Oliven hinzu. Mit Olivenöl, Zitronensaft, frischer Petersilie, Salz und Pfeffer würzen. Als Vorspeise oder Beilage servieren.

Nährwerte (pro Portion): Kalorien: 120 kcal Proteine: 2 g Fett: 7 g Kohlenhydrate: 15 g Ballaststoffe: 5 g Zucker: 8 g Natrium: 200 mg.

GANZE MAISFRITES MIT LEICHTER WÜRZIGER SAUCE

Zubereitungszeit: 20 Minuten

Kochzeit: 15 Minuten

Dosierung für 4 Personen:

Zutaten:

Vollkorn-Maismehl: 1 Tasse

Eier: 2

Magermilch: 1/2 Tasse

Zuckermais aus der Dose, abgetropft: 1/2 Tasse

Grüne Chili, fein gehackt: 1 Chili

Rote Zwiebel, fein gehackt: 1/4 Tasse

Frische Petersilie, gehackt: 2 Esslöffel

Extra natives Olivenöl: 2 Esslöffel

Salz und Pfeffer nach Geschmack

Dazu eine leicht scharfe Soße

Vorbereitung:

In einer großen Schüssel das Vollkornmaismehl mit den Eiern und der Milch glatt rühren. Zuckermais, grünen Chili, rote Zwiebel und Petersilie hinzufügen. Gut mischen. Das Olivenöl in einer beschichteten Pfanne bei mittlerer Hitze erhitzen. Eine Kelle Teig in die heiße Pfanne geben und Pfannkuchen formen. 23 Minuten pro Seite braten, bis es goldbraun und knusprig ist. Lassen Sie die Pfannkuchen auf saugfähigem Papier abtropfen, um überschüssiges Öl zu entfernen. Heiß mit einer leicht würzigen Sauce servieren. Nährwerte (pro Portion): Kalorien: 180 kcal Proteine: 6 g Fett: 8 g Kohlenhydrate: 20 g Ballaststoffe: 3 g Zucker: 2 g Natrium: 200 mg

RÄUCHERLACHS UND LEICHTE STREICHKÄSE RÖLLEN

Zubereitungszeit: 15 Minuten

Dosierung für 4 Personen:

Zutaten:

Räucherlachs,

in dünne Scheiben schneiden: 200g

Leicht streichfähiger Käse: 100 g

Frischer Rucola: 1 Bund

Zitronensaft: 2 Esslöffel

Gemahlener schwarzer Pfeffer nach Geschmack

Schnittlauch, fein gehackt:

1 Esslöffel (optional)

Vorbereitung:

Legen Sie die Räucherlachsscheiben auf eine ebene Fläche. Jede Lachsscheibe mit hellem Frischkäse bestreichen. Zu jeder Scheibe ein paar Rucolablätter hinzufügen. Rollen Sie den Lachs vorsichtig zu Rollen. Etwas Zitronensaft über die Brötchen träufeln und nach Belieben mit gemahlenem schwarzem Pfeffer und Schnittlauch bestreuen. Servieren Sie die Lachsröllchen als Vorspeise oder leichten Snack. Nährwerte (pro Portion): Kalorien: 150 kcal Proteine: 10 g Fett: 7 g Kohlenhydrate: 5 g Ballaststoffe: 1 g Zucker: 2 g Natrium: 250 mg.

GANZE CROUTTNS MIT HELLEM FRISCHKÄSE UND GERÖSTETEN PAPRIKA

Zubereitungszeit: 15 Minuten

Kochzeit: 20 Minuten

Dosierung für 4 Personen:

Zutaten:

Rote und gelbe Paprika,

In Streifen schneiden: 2 Stück

Leichter Streichkäse: 200 g

Vollkorn-Croutons: 8 Stück

Extra natives Olivenöl: 2 Esslöffel

Salz und Pfeffer nach Geschmack

Frischer Basilikum zum Dekorieren

Vorbereitung:

Den Backofen auf 200°C vorheizen. Die Paprikastreifen auf einem Backblech anrichten und mit etwas Olivenöl, Salz und Pfeffer beträufeln. Backen Sie die Paprika im Ofen etwa 1520 Minuten lang oder bis sie weich und leicht gebräunt sind. Den Frischkäse auf den Vollkorn-Croutons verteilen. Die gerösteten Paprikastreifen auf den Frischkäse geben. Mit frischen Basilikumblättern dekorieren. Als Vorspeise oder Vorspeise servieren: Kalorien: 150 kcal, Protein: 5 g, Fett: 8 g, Kohlenhydrate: 15 g, Zucker: 3 g, Natrium: 200 mg

CARPACCIO AUS GEMISCHTEM GEMÜSE MIT EXTRA NATIVEM OLIVENÖL UND ZITRONE

Zubereitungszeit: 15 Minuten

Dosierung für 4 Personen:

Zutaten:

Zucchini, in dünne Scheiben geschnitten: 2 Stück

Aubergine, in dünne Scheiben geschnitten: 1 Stück

Rote und gelbe Paprika, in Stücke schneiden

dünne Scheiben: je 1 Stück Pilze

Champignons, in dünne Scheiben geschnitten: 200g

Extra natives Olivenöl: 3 Esslöffel

Zitronensaft: 2 Esslöffel

Salz und Pfeffer nach Geschmack

Geriebener Parmesankäse

(optional) zum Servieren

Vorbereitung:

Die Gemüsescheiben dekorativ auf einer Servierplatte anrichten. Das Gemüse mit nativem Olivenöl extra und Zitronensaft beträufeln. Mit Salz und Pfeffer abschmecken. Nach Belieben mit geriebenem Parmesan bestreuen. Als frische und leichte Vorspeise servieren. Nährwerte (pro Portion): Kalorien: 100 kcal Proteine: 3 g Fett: 7 g Kohlenhydrate: 8 g Ballaststoffe: 3 g Zucker: 4 g Natrium: 150 mg.

SALAT AUS TOMATEN HELLEM MOZZARELLA UND BASILIKUM

Zubereitungszeit: 10 Minuten

Dosierung für 4 Personen:

Zutaten:

Reife Tomaten, in Scheiben geschnitten: 4

Heller Mozzarella, in Scheiben geschnitten: 200g

Frische Basilikumblätter: 1 Bund

Extra natives Olivenöl: 2 Esslöffel

Balsamico-Essig: 1 EL

Salz und Pfeffer nach Geschmack

Vorbereitung:

Die Tomaten- und Mozzarellascheiben abwechselnd auf einem Servierteller anrichten. Legen Sie die frischen Basilikumblätter zwischen die Tomaten- und Mozzarellaschichten. Mit nativem Olivenöl extra, Balsamico-Essig, Salz und Pfeffer würzen. Als frische Vorspeise oder leichte Beilage servieren. Nährwerte (pro Portion): Kalorien: 120 kcal, Proteine: 8 g, Fett: 7 g, Kohlenhydrate: 5 g, Ballaststoffe: 2 g, Zucker: 3 g, Natrium: 250 mg

GANZE CROUTTONS MIT THUNFISCH MOUSSE UND KAPERN

Zubereitungszeit: 15 Minuten

Kochzeit: 10 Minuten

Dosierung für 4 Personen:

Zutaten:

Thunfisch in Öl, abgetropft: 200g

Leicht streichfähiger Käse: 100 g

Kapern, abgespült und abgetropft: 2 Esslöffel

Zitronensaft: 1 EL

Vollkorn-Croutons: 8 Stück

Frische Petersilie, gehackt: 1 Esslöffel (optional)

Vorbereitung:

Den Thunfisch mit dem Streichkäse und dem Zitronensaft in einem Mixer pürieren, bis eine cremige Konsistenz entsteht. Die Kapern dazugeben und gut vermischen. Die Thunfischmousse auf den Vollkorn-Croutons verteilen. Nach Belieben mit gehackter frischer Petersilie bestreuen. Als Vorspeise oder Vorspeise servieren. Nährwerte (pro Portion): Kalorien: 90 kcal Protein: 6 g Fett: 4 g Kohlenhydrate: 6 g Ballaststoffe: 1 g Zucker: 1 g Natrium: 200 mg.

GETROCKNETE TOMATEN GEFÜLLT MIT HELLEM RICOTTA LIGHT UND BASILIKUM

Zubereitungszeit: 15 Minuten

Garzeit: 0 Minuten

Dosierung für 4 Personen:

Zutaten:

Getrocknete Tomaten in Öl: 8 Stück

Leichter Ricotta: 200g

Basilikumblätter

frisch: 1 Bund

Gemahlener schwarzer Pfeffer nach Geschmack

Vorbereitung:

Lassen Sie die getrockneten Tomaten aus dem Öl abtropfen und trocknen Sie sie vorsichtig mit saugfähigem Papier ab. Füllen Sie sie mit hellem Ricotta. Zu jeder gefüllten Tomate ein frisches Basilikumblatt hinzufügen. Mit einer Prise gemahlenem schwarzem Pfeffer bestreuen. Als Vorspeise oder als Teil eines Buffets servieren. Nährwerte (pro Portion): Kalorien: 70 kcal Protein: 4 g Fett: 3 g Kohlenhydrate: 6 g Ballaststoffe: 2 g Zucker: 2 g Natrium: 100 mg

GEBACKENE AUBERGINEN FLEISCHBÄLLCHEN MIT TOMATENSAUCE OHNE ZUCKERZUSATZ

Zubereitungszeit: 20 Minuten

Kochzeit: 25 Minuten

Dosierung für 4 Personen:

Zutaten:

Auberginen, gewürfelt: 2 mittelgroß

Vollkorn-Semmelbrösel: 1/2 Tasse

Leicht geriebener Käse: 1/4 Tasse

Ei, leicht geschlagen: 1

Tomatensauce ohne

zugesetzter Zucker: 1 Tasse

Gehackte frische Petersilie: 2 Esslöffel

Salz und schwarzer Pfeffer nach Geschmack

Vorbereitung:

Den Backofen auf 200°C vorheizen. In einer Schüssel die gewürfelten Auberginen, Semmelbrösel, geriebenen Käse, Ei, gehackte Petersilie, Salz und Pfeffer vermengen. Mit den Händen Fleischbällchen formen und auf ein mit Backpapier ausgelegtes Backblech legen. Etwa 25 Minuten backen oder bis die Fleischbällchen goldbraun und durchgegart sind. Erhitzen Sie die Tomatensauce ohne Zuckerzusatz und servieren Sie sie zu den Fleischbällchen. Vor dem Servieren können Sie es mit etwas frisch gehackter Petersilie garnieren. Nährwerte (pro Portion): Kalorien: 90 kcal, Proteine: 5 g, Fett: 3 g, Kohlenhydrate: 12 g, Ballaststoffe: 3 g, Zucker: 5 g, Natrium: 150 mg.

VOLLKORNKUCHEN MIT SPINAT UND HELLEM RICOTTA

Zubereitungszeit: 20 Minuten

Kochzeit: 40 Minuten

Dosierung für 4 Personen:

Zutaten:

Vollkorn-Blätterteig: 1 Rolle

Frischer Spinat, gewaschen und gehackt: 200g

Leichter Ricotta: 200g

Eier: 2

Leicht geriebener Käse: 50 g

Muskatnuss: 1 Prise

Salz und Pfeffer nach Geschmack

Vorbereitung:

Den Backofen auf 180°C vorheizen. Eine Kuchenform mit Vollkorn-Blätterteig auslegen. In einer Pfanne den Spinat in etwas Öl anbraten, bis er zusammenfällt. Überschüssige Flüssigkeit abgießen. In einer Schüssel Ricotta mit Eiern, geriebenem Käse, Muskatnuss, Salz und Pfeffer vermischen. Den Spinat zur Ricotta-Ei-Mischung geben und gut vermischen. Gießen Sie die Mischung auf den Blätterteig und glätten Sie die Oberfläche. Im Ofen etwa 35–40 Minuten backen oder bis der Kuchen goldbraun und in der Mitte durchgebacken ist. Heiß oder bei Zimmertemperatur servieren. Nährwerte (pro Portion): Kalorien: 250 kcal, Protein: 10 g, Fett: 15 g, Kohlenhydrate: 20 g, Ballaststoffe: 2 g, Zucker: 2 g, Natrium: 300 mg

BRAUNER REISSALAT MIT NATÜRLICHER THUNFISCH, OLIVEN UND MAIS

Zubereitungszeit: 15 Minuten

Dosierung für 4 Personen:

Zutaten:

Gekochter brauner Reis: 2 Tassen

Natürlicher Thunfisch, abgetropft: 200g

Dosenmais, abgetropft: 1/2 Tasse

Schwarze Oliven, entkernt: 1/4 Tasse

Rote Paprika, gewürfelt: 1/2 Paprika

Gurken, gewürfelt: 1 Gurke

Rote Zwiebel, fein gehackt: 1/4 Tasse

Frische Petersilie, gehackt: 2 Esslöffel

Zitronensaft: 2 Esslöffel

Extra natives Olivenöl: 3 Esslöffel

Salz und Pfeffer nach Geschmack

Vorbereitung:

In einer großen Schüssel gekochten braunen Reis, Thunfisch, Mais, Oliven, Paprika, Gurken, rote Zwiebeln und frische Petersilie vermischen. Mit Zitronensaft, Olivenöl, Salz und Pfeffer würzen. Alle Zutaten gut vermischen, bis sie gleichmäßig verteilt sind. Abdecken und vor dem Servieren mindestens 30 Minuten im Kühlschrank ruhen lassen. Vor dem Servieren noch einmal mischen und bei Bedarf Salz und Pfeffer hinzufügen. Nährwerte (pro Portion): Kalorien: 300 kcal Protein: 15 g Fett: 8 g Kohlenhydrate: 40 g Ballaststoffe: 5 g Zucker: 2 g Natrium: 400 mg.

REZEPTE
ERSTEN GÄNGE

GANZE SPAGHETTI MIT GETROCKNETEN TOMATEN PESTO

Zubereitungszeit: 10 Minuten

Kochzeit: 10/12 Minuten

Dosierung für 4 Personen:

Zutaten:

Vollkornspaghetti: 400g

Getrocknete Tomaten in Öl: 100g

Frisches Basilikum: 1 Bund

Walnüsse: 50g

Geriebener Parmesan: 50g

Extra natives Olivenöl: 4 Esslöffel

Knoblauch: 2 Zehen

Salz und Pfeffer nach Geschmack

Vorbereitung:

Die Vollkornspaghetti in reichlich Salzwasser nach Packungsanweisung al dente kochen. In der Zwischenzeit sonnengetrocknete Tomaten, Basilikum, Walnüsse, Parmesan, Olivenöl und Knoblauch glatt rühren. Die Spaghetti abgießen und mit dem vorbereiteten Pesto würzen. Bei Bedarf Salz und Pfeffer hinzufügen. Heiß servieren, eventuell mit frischem Basilikum und gehackten Walnüssen garniert. Nährwerte (pro Portion): Kalorien: 450 kcal, Proteine: 15 g, Fett: 20 g, Kohlenhydrate: 55 g, Ballaststoffe: 8 g, Zucker: 5 g, Natrium: 450 mg

GANZES RISOTTO MIT GEMISCHTEN PILZEN

Zubereitungszeit: 10 Minuten

Kochzeit: 25/30 Minuten

Dosierung für 4 Personen:

Zutaten:

Brauner Reis: 300g

Gemischte Pilze (z. B. Champignons, Steinpilze, Shiitake): 300g

Zwiebel: 1 groß

Gemüsebrühe: 1 Liter

Trockener Weißwein: 1/2 Glas

Butter: 2 Esslöffel

Geriebener Parmesan: 50g

Gehackte frische Petersilie: 2 Esslöffel

Extra natives Olivenöl: 2 Esslöffel

Salz und Pfeffer nach Geschmack

Vorbereitung:

Die Zwiebel fein hacken und die Pilze in Scheiben schneiden. In einer Pfanne das native Olivenöl extra erhitzen und die gehackte Zwiebel hinzufügen. Braten, bis es transparent wird. Die Pilze dazugeben und goldbraun braten, bis die Flüssigkeit verdampft ist. Den braunen Reis hinzufügen und einige Minuten unter ständigem Rühren rösten. Mit Weißwein ablöschen und den Alkohol verdunsten lassen. Fügen Sie nach und nach die heiße Gemüsebrühe hinzu, eine Kelle nach der anderen, rühren Sie gelegentlich um und fügen Sie weitere Brühe hinzu, sobald sie aufgesogen ist.

Fahren Sie fort, bis der Reis al dente gekocht ist und den größten Teil der Brühe aufgesogen hat (ca. 25/30 Minuten). Den Herd ausschalten und das Risotto mit der Butter und dem geriebenen Parmesan unterrühren. Bei Bedarf mit Salz und Pfeffer würzen und die gehackte frische Petersilie hinzufügen. Vor dem Servieren einige Minuten ruhen lassen. Nährwerte (pro Portion): Kalorien: 380 kcal, Proteine: 10 g, Fett: 8 g, Kohlenhydrate: 65 g, Ballaststoffe: 7 g, Zucker: 3 g, Natrium: 600 mg.

LINSENSUPPE MIT SPINAT

Zubereitungszeit: 10 Minuten

Kochzeit: 40 Minuten

Dosierung für 4 Personen:

Zutaten:

Getrocknete Linsen: 1 Tasse

Frischer Spinat: 200g

Zwiebel: 1 groß

Karotten: 2 mittelgroß

Sellerie: 2 Stangen

Gemüsebrühe: 1 Liter

Geschälte Tomaten: 400g

Extra natives Olivenöl: 2 Esslöffel

Salz und Pfeffer nach Geschmack

Vorbereitung:

Zwiebel, Karotten und Sellerie fein hacken. In einem großen Topf das Olivenöl erhitzen und das gehackte Gemüse hinzufügen. Kochen, bis es weich ist. Linsen und zerdrückte geschälte Tomaten hinzufügen. Gut mischen. Mit der Gemüsebrühe aufgießen und aufkochen. Die Hitze reduzieren und etwa 30/35 Minuten köcheln lassen, bis die Linsen weich sind. Den Spinat dazugeben und 5 Minuten in der Suppe anschwitzen lassen. Mit Salz und Pfeffer abschmecken. Die Suppe heiß servieren, eventuell mit Vollkornbrotcroûtons. Werte (pro Portion): Kalorien: 250 kcal Protein: 14 g Fett: 5 g Kohlenhydrate: 40 g Ballaststoffe: 12 g Zucker: 8 g Natrium: 700 mg

VOLLKORN-PENNE MIT FRISCHER TOMATENSAUCE

Zubereitungszeit: 15 Minuten

Kochzeit: 15 Minuten

Dosierung für 4 Personen:

Zutaten:

Vollkorn-Penne: 400g

Reife frische Tomaten: 6 große

Knoblauch: 3 Zehen

Frisches Basilikum: 1 Bund

Extra natives Olivenöl: 3 Esslöffel

Salz und Pfeffer nach Geschmack

Vorbereitung:

Den Knoblauch fein hacken und die Tomaten in Würfel schneiden. In einer Pfanne das Olivenöl erhitzen und den gehackten Knoblauch hinzufügen, bis er goldbraun ist. Die gewürfelten Tomaten dazugeben und bei mittlerer Hitze etwa 12 Minuten kochen lassen oder bis die Tomaten zerfallen und eine Soße entstehen. In der Zwischenzeit die Vollkorn-Penne nach Packungsanweisung in reichlich Salzwasser kochen. Wenn die Penne al dente sind, abtropfen lassen und zur frischen Tomatensauce geben. Mit Salz und Pfeffer abschmecken und die gehackten frischen Basilikumblätter hinzufügen. Gut vermischen und heiß servieren. Nährwerte (pro Portion): Kalorien: 320 kcal, Proteine: 10 g, Fett: 5 g, Kohlenhydrate: 60 g, Ballaststoffe: 8 g, Zucker: 5 g, Natrium: 400 mg.

DINKEL MIT GEMÜSESOBE

Zubereitungszeit: 10 Minuten

Kochzeit: 30/35 Minuten

Dosierung für 4 Personen:

Zutaten:

Perldinkel: 300g

Reife Tomaten: 4 große

Karotten: 2 mittelgroße Sellerie: 2 Stangen

Zwiebel: 1 groß

Zucchini: 2 mittelgroß

Rote Paprika: 1 groß

Tomatenpüree: 200 ml

Gemüsebrühe: 500 ml

Extra natives Olivenöl: 3 Esslöffel

Salz und Pfeffer nach Geschmack

Vorbereitung:

Zwiebel, Karotten, Sellerie, Zucchini und Paprika fein hacken. In einem großen Topf das Olivenöl erhitzen und das gehackte Gemüse hinzufügen. Kochen, bis es weich ist. Die geschälten Tomaten und das Tomatenpüree hinzufügen. Gut mischen. Mit der Gemüsebrühe aufgießen und aufkochen. Die Hitze reduzieren und etwa 2025 Minuten köcheln lassen. In der Zwischenzeit den Perldinkel nach Packungsanweisung in reichlich Salzwasser kochen. Wenn der Dinkel gar ist, abtropfen lassen und zum Gemüseragout geben. Gut vermischen und einige Minuten würzen lassen. Mit Salz und Pfeffer abschmecken. Den Dinkel mit dem heißen Gemüseragout servieren, eventuell mit frischem Basilikum garniert. Nährwerte (pro Portion): Kalorien: 350 kcal, Proteine: 10 g, Fett: 6 g, Kohlenhydrate: 65 g, Ballaststoffe: 12 g, Zucker: 10 g, Natrium: 600 mg

GERSTE MIT ZUCCHINI UND TOMATEN

Zubereitungszeit: 10 Minuten

Kochzeit: 20/25 Minuten

Dosierung für 4 Personen:

Zutaten:

Gerste: 300g

Zucchini: 3 mittelgroß

Kirschtomaten: 250g

Zwiebel: 1 groß

Knoblauch: 2 Zehen

Gemüsebrühe: 600 ml

Extra natives Olivenöl: 2 Esslöffel

Frisches Basilikum: 1 Bund

Salz und Pfeffer nach Geschmack

Vorbereitung:

Zwiebel und Knoblauch fein hacken. Die Zucchini in Würfel schneiden und die Kirschtomaten halbieren. In einem Topf das Olivenöl erhitzen und die gehackte Zwiebel und den Knoblauch hinzufügen. Braten, bis sie transparent werden. Zucchini und Kirschtomaten hinzufügen und einige Minuten kochen lassen, bis das Gemüse leicht zusammengefallen ist. Fügen Sie die Gerste hinzu und rösten Sie sie einige Minuten lang. Gießen Sie die heiße Gemüsebrühe hinzu, decken Sie die Pfanne ab und lassen Sie sie bei mittlerer bis niedriger Hitze etwa 2025 Minuten lang kochen, oder bis die Gerste gar ist und die Flüssigkeit aufgesogen hat. Mit Salz und Pfeffer abschmecken. Die Gerste mit Zucchini und Kirschtomaten heiß servieren, garniert mit frischen Basilikumblättern. Nährwerte (pro Portion): Kalorien: 320 kcal, Proteine: 8 g, Fett: 5 g, Kohlenhydrate: 60 g, Ballaststoffe: 8 g, Zucker: 5 g, Natrium: 500 mg.

WILDREIS MIT GEDÄMPFTEM BROKKOLI

Zubereitungszeit: 10 Minuten

Kochzeit: 35/40 Minuten

Dosierung für 4 Personen:

Zutaten:

Wildreis: 300g

Brokkoli: 1 Bund

Knoblauch: 2 Zehen

Natives Olivenöl extra: 3 EL

Salz und Pfeffer nach Geschmack

Vorbereitung:

Spülen Sie den Wildreis unter fließendem Wasser ab. Den Wildreis in einen Topf geben und mit der doppelten Menge kaltem Wasser bedecken. Zum Kochen bringen, dann die Hitze reduzieren, abdecken und etwa 35/40 Minuten kochen lassen oder bis der Reis weich ist und das Wasser aufgesogen hat. In der Zwischenzeit den Brokkoli in Röschen schneiden und etwa 5–7 Minuten dünsten, bis er zart, aber dennoch knusprig ist. In einer Pfanne das Olivenöl erhitzen und den gehackten Knoblauch hinzufügen. Den Knoblauch anbraten, bis er goldbraun ist. Nach dem Garen den Brokkoli mit dem gekochten Wildreis vermischen und vorsichtig vermischen. Mit Salz und Pfeffer abschmecken. Wildreis mit heiß gedünstetem Brokkoli servieren. Nährwerte (pro Portion): Kalorien: 280 kcal, Proteine: 8 g, Fett: 7 g, Kohlenhydrate: 50 g, Ballaststoffe: 6 g, Zucker: 3 g, Natrium: 300 mg

BUCHWEIZEN-LINGUINE MIT RUCOLA-PESTO

Zubereitungszeit: 15 Minuten

Kochzeit: 10 Minuten

Dosierung für 4 Personen:

Zutaten:

Buchweizen-Linguine: 400g

Rucola: 100g

Mandeln: 50g

Geriebener Parmesan: 50g

Knoblauch: 2 Zehen

Zitronensaft: 1 EL

Extra natives Olivenöl: 4 Esslöffel

Salz und Pfeffer nach Geschmack

Vorbereitung:

Kochen Sie die Buchweizen-Linguine in reichlich Salzwasser gemäß den Anweisungen auf der Packung. Lassen Sie sie al dente abtropfen. In der Zwischenzeit das Rucola-Pesto zubereiten. In einem Mixer Rucola, Mandeln, Parmesan, Knoblauch, Zitronensaft und Olivenöl vermischen. Mischen, bis eine cremige Konsistenz entsteht. Bei Bedarf etwas Wasser hinzufügen, um die gewünschte Konsistenz zu erreichen. Die gekochte Linguine mit dem Rucola-Pesto würzen und gut vermischen. Mit Salz und Pfeffer abschmecken. Buchweizen-Linguine mit Rucola-Pesto heiß servieren. Nährwerte (pro Portion): Kalorien: 350 kcal, Proteine: 10 g, Fett: 15 g, Kohlenhydrate: 45 g, Ballaststoffe: 7 g, Zucker: 3 g, Natrium: 350 mg.

AUBERGINEN-SPINAT-LASAGNE

Zubereitungszeit: 30 Minuten

Kochzeit: 45 Minuten

Dosierung für 4 Personen:

Zutaten:

Aubergine: 2 große

Frischer Spinat: 300g

Eierlasagne: 250g

Geschälte Tomaten: 400g

Zwiebel: 1 groß, Knoblauch: 2 Zehen

Ricotta-Käse: 250 g

Geriebener Parmesankäse: 100g

Mozzarella: 200g Olivenöl

extra vergine: 3 Esslöffel

Salz und Pfeffer nach Geschmack

Vorbereitung:

Die Auberginen in dünne Scheiben schneiden und auf beiden Seiten grillen, bis sie weich sind. Zwiebel und Knoblauch hacken und in einer Pfanne mit Olivenöl anbraten. Die geschälten Tomaten hinzufügen und etwa 15 Minuten kochen lassen. In einer separaten Pfanne den Spinat kochen, bis er zusammenfällt. In einer Auflaufform abwechselnd gegrillte Auberginen, Lasagne, Tomatensauce, Spinat und Ricotta-Käse schichten. Zum Schluss eine letzte Schicht Lasagne, Tomatensauce und Parmesankäse auftragen. Im vorgeheizten Ofen bei 180 °C etwa 30 Minuten backen, bis der Käse goldbraun und die Lasagne heiß und sprudelnd ist. Vor dem Servieren einige Minuten ruhen lassen. Nährwerte (pro Portion): Kalorien: 380 kcal, Proteine: 20 g, Fett: 15 g, Kohlenhydrate: 40 g, Ballaststoffe: 8 g, Zucker: 10 g, Natrium: 700 mg.

KONJAK-TAGLIATELLE MIT TOMATEN-BASILIKUM-SAUCE

Zubereitungszeit: 10 Minuten

Kochzeit: 15 Minuten

Dosierung für 4 Personen:

Zutaten:

Konjak-Nudeln: 400g

Geschälte Tomaten: 400g

Knoblauch: 2 Zehen

Frisches Basilikum: 1 Bund

Extra natives Olivenöl: 2 Esslöffel

Salz und Pfeffer nach Geschmack

Vorbereitung:

Spülen Sie die Konjak-Tagliatelle gut unter fließendem Wasser ab und kochen Sie sie 23 Minuten lang in kochendem Wasser. In einer Pfanne das Olivenöl erhitzen und den fein gehackten Knoblauch anbraten. Die geschälten Tomaten dazugeben und etwa 10 Minuten kochen lassen, dabei mit einer Gabel zerdrücken. Den gehackten frischen Basilikum, Salz und Pfeffer hinzufügen. Die abgetropften Konjak-Tagliatelle hinzufügen und einige Minuten anbraten, damit die Gewürze aufgenommen werden. Heiß servieren, garniert mit frischen Basilikumblättern. Nährwerte (pro Portion): Kalorien: 120 kcal, Proteine: 2 g, Fett: 4 g, Kohlenhydrate: 20 g, Ballaststoffe: 10 g, Zucker: 5 g, Natrium: 500 mg.

QUINOA MIT GEGRILLTEM GEMÜSE

Zubereitungszeit: 15 Minuten

Kochzeit: 20 Minuten

Dosierung für 4 Personen:

Zutaten:

Quinoa: 1 Tasse ca. 200 g.

Aubergine: 1 groß

Zucchini: 2 mittelgroß

Rote Paprika: 1 groß

Rote Zwiebel: 1 groß

Kirschtomaten: 200g

Extra natives Olivenöl: 3 Esslöffel

Zitronensaft: 2 Esslöffel

Salz und Pfeffer nach Geschmack

Vorbereitung:

Spülen Sie den Quinoa gut unter kaltem Wasser ab. Kochen Sie den Quinoa in leicht gesalzenem kochendem Wasser nach den Anweisungen auf der Packung etwa 15–20 Minuten lang. In der Zwischenzeit Auberginen, Zucchini, Paprika und Zwiebeln in Scheiben schneiden. Erhitzen Sie einen Grill oder eine beschichtete Pfanne und grillen Sie das Gemüse, bis es zart und leicht gebräunt ist. In einer großen Schüssel die gekochte Quinoa mit dem gegrillten Gemüse vermischen. Die halbierten Kirschtomaten dazugeben. Mit Olivenöl, Zitronensaft, Salz und Pfeffer würzen. Heiß oder kalt als Hauptgericht oder Beilage servieren. Nährwerte (pro Portion): Kalorien: 250 kcal, Proteine: 8 g, Fett: 8 g, Kohlenhydrate: 40 g, Ballaststoffe: 7 g, Zucker: 5 g, Natrium: 300 mg.

GANZE GANZE RAVIOLI MIT RICOTTA UND SPINAT-FÜLLUNG

Zubereitungszeit: 30 Minuten

Kochzeit: 10 Minuten

Dosierung für 4 Personen:

Zutaten:

Vollkornravioli: 400g

Frischer Ricotta: 250g

Frischer Spinat: 200g

Geriebener Parmesan: 50g

Muskatnuss: nach Geschmack

Salz und Pfeffer nach Geschmack

Vorbereitung:

Den Spinat in kochendem Salzwasser 23 Minuten kochen. Lassen Sie sie abtropfen und drücken Sie sie gut aus, um überschüssiges Wasser zu entfernen. In einer großen Schüssel gekochten Spinat, frischen Ricotta, geriebenen Parmesan, Muskatnuss, Salz und Pfeffer vermischen. Gut vermischen, bis eine homogene Mischung entsteht. Rollen Sie den Ravioli-Teig aus und verteilen Sie die Füllung in kleinen, gleichmäßig verteilten Mengen. Verschließen Sie die Ravioli mit einem weiteren Nudelblatt und drücken Sie die Ränder gut fest, um sie zu verschließen. Kochen Sie die Ravioli in reichlich kochendem Salzwasser etwa 4–5 Minuten lang oder bis sie an der Oberfläche schwimmen. Lassen Sie sie mit einem Schaumlöffel abtropfen und würzen Sie sie mit Ihrer Lieblingssauce oder einem Schuss Olivenöl. Nährwerte (pro Portion): Kalorien: 350 kcal, Proteine: 15 g, Fett: 10 g, Kohlenhydrate: 50 g, Ballaststoffe: 8 g, Zucker: 3 g, Natrium: 400 mg.

KÜRBIS SPAGHETTI MIT TOMATENSAUCE

Zubereitungszeit: 15 Minuten

Kochzeit: 20 Minuten

Dosierung für 4 Personen:

Zutaten:

Kürbis: 1 groß

Reife Tomaten: 4 große

Knoblauch: 3 Zehen

Frisches Basilikum: 1 Bund

Extra natives Olivenöl: 3 Esslöffel

Salz und Pfeffer nach Geschmack

Vorbereitung:

Den Kürbis halbieren und die Kerne entfernen. Mit einem Sparschäler oder Kartoffelschäler aus dem Kürbismark Spaghetti zubereiten. In einer Pfanne das Olivenöl erhitzen und den gehackten Knoblauch hinzufügen. Den Knoblauch leicht anbraten. Die gewürfelten Tomaten dazugeben und etwa 10/15 Minuten kochen lassen, bis sie weich werden und eine Soße entsteht. Den gehackten frischen Basilikum dazugeben und mit Salz und Pfeffer würzen. In einer separaten Pfanne den Spaghettikürbis in leicht gesalzenem Wasser ca. 5–7 Minuten al dente kochen. Den Spaghettikürbis abtropfen lassen und mit der Tomatensauce würzen. Heiß servieren, garniert mit frischem Basilikum. Nährwerte (pro Portion): Kalorien: 150 kcal, Proteine: 3 g, Fett: 7 g, Kohlenhydrate: 20 g, Ballaststoffe: 5 g, Zucker: 8 g, Natrium: 300 mg

SÜBKARTOFFEL-GNOCCHI MIT BASILIKUMPESTO

Zubereitungszeit: 30 Minuten

Kochzeit: 10 Minuten

Dosierung für 4 Personen:

Zutaten:

Süßkartoffeln: 4 mittelgroß

Vollkornmehl: 1 Tasse

Eier: 1 großes, Walnüsse: 50g

Frisches Basilikum: 1 Bund

Geriebener Parmesan: 50g

Extra natives Olivenöl: 3 Esslöffel

Knoblauch: 2 Zehen

Salz und Pfeffer nach Geschmack

Vorbereitung:

Süßkartoffeln in der Schale in kochendem Wasser kochen, bis sie weich sind. Abgießen

und etwas abkühlen lassen. Entfernen Sie die Schale von den Süßkartoffeln und zerdrücken Sie sie mit einem Kartoffelstampfer oder einer Gabel in einer großen Schüssel. Vollkornmehl, Ei, Salz und Pfeffer zum Kartoffelpüree geben und glatt rühren. Den Teig in kleine Portionen teilen und zu Gnocchi formen. In einem Topf leicht gesalzenes Wasser zum Kochen bringen. Die Gnocchi in kochendem Wasser kochen, bis sie an der Oberfläche schwimmen. Bereiten Sie in der Zwischenzeit das Basilikumpesto zu, indem Sie frischen Basilikum, Walnüsse, Parmesan, Knoblauch, Olivenöl, Salz und Pfeffer in einem Mixer vermischen. Die Gnocchi abtropfen lassen und mit dem Basilikumpesto würzen. Heiß servieren, garniert mit gehackten Walnüssen und geriebenem Parmesan. Nährwerte (pro Portion): Kalorien: 320 kcal, Proteine: 8 g, Fett: 12 g, Kohlenhydrate: 45 g, Ballaststoffe: 6 g, Zucker: 8 g, Natrium: 400 mg.

DINKELRISOTTO MIT SAFRAN UND SPARGEL

Zubereitungszeit: 10 Minuten

Kochzeit: 30 Minuten

Dosierung für 4 Personen:

Zutaten:

Dinkel: 300g

Spargel: 1 Bund

Safran: 1 Beutel

Gemüsebrühe: 1 Liter

Zwiebel: 1 groß

Trockener Weißwein: 1/2 Glas

Extra natives Olivenöl: 2 Esslöffel

Salz und Pfeffer nach Geschmack

Vorbereitung:

Schneiden Sie den Spargel in Stücke und dämpfen Sie ihn, bis er zart, aber knusprig ist. In einer Pfanne das Olivenöl erhitzen und die fein gehackte Zwiebel anbraten. Den Dinkel dazugeben und einige Minuten leicht anrösten. Mit dem trockenen Weißwein vermischen und den Safran hinzufügen. Nach und nach die heiße Gemüsebrühe unter gelegentlichem Rühren hinzufügen, bis der Dinkel gar ist und das Risotto eine cremige Konsistenz erreicht hat. Den gekochten Spargel zum Risotto geben, mit Salz und Pfeffer würzen. Heiß servieren, garniert mit einer Prise Safran auf jedem Gericht. Nährwerte (pro Portion): Kalorien: 300 kcal, Proteine: 10 g, Fett: 5 g, Kohlenhydrate: 55 g, Ballaststoffe: 8 g, Zucker: 3 g, Natrium: 600 mg

ZUCCHINI-SPAGHETTI OMELETT MIT TOMATEN

Zubereitungszeit: 15 Minuten

Kochzeit: 15 Minuten

Dosierung für 4 Personen:

Zutaten:

Zucchini: 4 mittelgroß

Eier: 6 große

Kirschtomaten: 200g

Geriebener Parmesan: 50g

Zwiebel: 1 mittelgroß

Extra natives Olivenöl: 2 Esslöffel

Frische Petersilie: nach Geschmack

Salz und Pfeffer nach Geschmack

Vorbereitung:

Schneiden Sie die Zucchini mit einem Spiralschneider in Spaghetti. In einer

beschichteten Pfanne das Olivenöl erhitzen und die fein gehackte Zwiebel hinzufügen. Die Zwiebel anbraten. Fügen Sie die Zucchini-Spaghetti und die halbierten Kirschtomaten hinzu. Etwa 5–7 Minuten kochen, bis die Zucchini weich sind. In einer Schüssel die Eier mit geriebenem Parmesan, gehackter frischer Petersilie, Salz und Pfeffer verquirlen. Gießen Sie die geschlagenen Eier über die Zucchini- und Kirschtomaten-Spaghetti in der Pfanne. Bei mittlerer bis niedriger Hitze kochen, bis das Omelett an den Rändern fest ist, in der Mitte aber noch leicht flüssig ist. Stellen Sie die Pfanne für 3/5 Minuten unter den Ofengrill oder bis die Oberfläche goldbraun ist und das Omelett vollständig gegart ist. Das Omelett in Stücke schneiden und heiß oder bei Zimmertemperatur servieren. Nährwerte (pro Portion): Kalorien: 180 kcal, Proteine: 12 g, Fett: 10 g, Kohlenhydrate: 12 g, Ballaststoffe: 3 g, Zucker: 4 g, Natrium: 300 mg.

BASMATIREIS MIT GEMÜSE CURRY

Zubereitungszeit: 15 Minuten

Kochzeit: 20 Minuten

Dosierung für 4 Personen:

Zutaten:

Basmatireis: 2 Tassen 400 gr.

Gemischtes Gemüse (z. B. Karotten, Erbsen, Paprika, Zwiebel): 500g

Kokosmilch: 1 Dose

Currypulver: 2 EL

Knoblauch: 2 Zehen

Geriebener frischer Ingwer: 1 EL

Extra natives Olivenöl: 2 Esslöffel

Salz und Pfeffer nach Geschmack

Vorbereitung:

Den Basmatireis nach Packungsanleitung kochen. In einer großen Pfanne das Olivenöl erhitzen und den gehackten Knoblauch und den geriebenen Ingwer hinzufügen. Eine Minute braten. Das gehackte Gemüse hinzufügen und kochen, bis es zart, aber knusprig ist. Die Kokosmilch mit dem Gemüse in die Pfanne geben, Currypulver, Salz und Pfeffer hinzufügen. Gut vermischen und bei mittlerer Hitze etwa 5/7 Minuten kochen lassen. Den Basmatireis mit dem Gemüsecurry in die Pfanne geben und vorsichtig umrühren, bis der Reis gut mit dem Curry gewürzt ist. Heiß servieren und nach Belieben mit frischen Kräutern garnieren. Nährwerte (pro Portion): Kalorien: 300 kcal, Proteine: 7 g, Fett: 10 g, Kohlenhydrate: 45 g, Ballaststoffe: 6 g, Zucker: 5 g, Natrium: 400 mg

GANZES-COUSCOUS MIT KICHERERBSEN UND TOMATEN

Zubereitungszeit: 10 Minuten

Kochzeit: 10 Minuten

Dosierung für 4 Personen:

Zutaten:

Vollkorn-Couscous: 2 Tassen ca. 200 g.

Gekochte Kichererbsen: 1 Dose

Kirschtomaten: 250g

Rote Zwiebel: 1 mittelgroß

Frische Petersilie: nach Geschmack

Extra natives Olivenöl: 2 Esslöffel

Zitronensaft: 2 Esslöffel

Salz und Pfeffer nach Geschmack

Vorbereitung:

Vollkorn-Couscous gemäß den Anweisungen auf der Packung zubereiten. In einer Pfanne das Olivenöl erhitzen und die fein gehackte rote Zwiebel hinzufügen. Einige Minuten anbraten, bis es glasig ist. Die halbierten Kirschtomaten und die gekochten Kichererbsen hinzufügen. Weitere 5/7 Minuten kochen, bis die Kirschtomaten beginnen, ihren Saft abzugeben. In einer großen Schüssel das zubereitete Vollkorn-Couscous mit den Kirschtomaten, Kichererbsen und Zwiebeln vermengen. Mit Zitronensaft, Salz, Pfeffer und gehackter frischer Petersilie würzen. Heiß oder bei Zimmertemperatur als Beilage oder Hauptgericht servieren. Nährwerte (pro Portion): Kalorien: 250 kcal, Proteine: 8 g, Fett: 5 g, Kohlenhydrate: 40 g, Ballaststoffe: 8 g, Zucker: 5 g, Natrium: 300 mg.

HAFERFETTUCCINE MIT PILZCREME

Zubereitungszeit: 15 Minuten

Kochzeit: 20 Minuten

Dosierung für 4 Personen:

Zutaten:

Haferfettuccine: 400g

Gemischte Pilze (z. B. Champignons,

Steinpilze): 500g

Zwiebel: 1 mittelgroß, Knoblauch: 2 Zehen

Gemüsebrühe: 500 ml

Gemüsecreme: 200 ml

Extra natives Olivenöl: 2 Esslöffel

Frische Petersilie: nach Geschmack

Salz und Pfeffer nach Geschmack

Vorbereitung:

Die Hafer-Fettuccine in reichlich Salzwasser
gemäß den Anweisungen auf der Packung

kochen. Lassen Sie sie al dente abtropfen und bewahren Sie etwas Kochwasser auf. In einer Pfanne das Olivenöl erhitzen und die gehackte Zwiebel und den gehackten Knoblauch hinzufügen. Goldbraun braten. Die in Scheiben geschnittenen Champignons dazugeben und goldbraun braten, bis sie ihren Saft freigesetzt haben. Die Gemüsebrühe hinzufügen und 10 Minuten kochen lassen. Die Pilze mit einem Stabmixer pürieren, bis eine glatte Creme entsteht. Die Gemüsecreme zur Pilzcreme geben und gut verrühren. Die Hafer-Fettuccine mit der Pilzcreme vermischen und bei Bedarf etwas Kochwasser hinzufügen, um eine cremige Konsistenz zu erhalten. Mit Salz und Pfeffer würzen und heiß servieren, garniert mit frisch gehackter Petersilie. Nährwerte (pro Portion): Kalorien: 350 kcal, Proteine: 10 g, Fett: 12 g, Kohlenhydrate: 50 g, Ballaststoffe: 8 g, Zucker: 5 g, Natrium: 400 mg.

REISVERMICELLI MIT GARNELEN UND GEMÜSE

Zubereitungszeit: 20 Minuten

Kochzeit: 15 Minuten

Dosierung für 4 Personen:

Zutaten:

Reisnudeln: 300g

Geschälte und gereinigte Garnelen: 300g

Gemischtes Gemüse julieniert (z. B. Karotten,

Zucchini, Paprika): 500g

Sojasauce: 3 Esslöffel

Knoblauch: 2 Zehen

Geriebener frischer Ingwer: 1 EL

Sesamöl: 2 Esslöffel

Frische Petersilie: nach Geschmack

Salz und Pfeffer nach Geschmack

Vorbereitung:

Die Reisnudeln in kochendem Salzwasser nach Packungsanweisung kochen. Abgießen und mit kaltem Wasser abspülen, um das Kochen zu stoppen. In einer Pfanne das Sesamöl erhitzen und den gehackten Knoblauch, den geriebenen Ingwer und die frische Chilischote (falls verwendet) hinzufügen. Eine Minute braten. Fügen Sie die Garnelen hinzu und kochen Sie sie, bis sie rosa und gar sind. Fügen Sie Julienne-Gemüse hinzu und kochen Sie es, bis es zart, aber knusprig ist. Die Reisnudeln mit den Garnelen und dem Gemüse in die Pfanne geben. Die Sojasauce hinzufügen, mit Salz und Pfeffer würzen und gut vermischen, um die Aromen gleichmäßig zu verteilen. Heiß servieren, garniert mit frisch gehackter Petersilie. Nährwerte (pro Portion): Kalorien: 320 kcal, Proteine: 20 g, Fett: 8 g, Kohlenhydrate: 45 g, Ballaststoffe: 6 g, Zucker: 3 g, Natrium: 600 mg.

POLENTA MIT TOMATENSAUCE UND PILZEN

Zubereitungszeit: 10 Minuten

Kochzeit: 30 Minuten

Dosierung für 4 Personen:

Zutaten:

Instant-Polenta: 250g

Gemischte Pilze (z. B. Champignons,

Steinpilze): 400g

Geschälte Tomaten: 400g

Zwiebel: 1 mittelgroß

Knoblauch: 2 Zehen

Gemüsebrühe: 500 ml

Extra natives Olivenöl: 2 Esslöffel

Frische Petersilie: nach Geschmack

Salz und Pfeffer nach Geschmack

Vorbereitung:

Instant-Polenta nach Packungsanleitung zubereiten. Die gekochte Polenta in eine Pfanne geben und abkühlen lassen. In einer Pfanne das Olivenöl erhitzen und die gehackte Zwiebel und den gehackten Knoblauch hinzufügen. Goldbraun braten. Die in Scheiben geschnittenen Champignons dazugeben und goldbraun braten. Die geschälten Tomaten dazugeben und mit einer Gabel zerdrücken. Etwa 15–20 Minuten kochen, bis der Ragù leicht eindickt. Mit Salz und Pfeffer würzen und gehackte frische Petersilie hinzufügen. Die Polenta in Stücke schneiden und heiß mit dem Tomaten-Pilz-Ragù darüber servieren. Nährwerte (pro Portion): Kalorien: 350 kcal, Proteine: 8 g, Fett: 10 g, Kohlenhydrate: 55 g, Ballaststoffe: 10 g, Zucker: 5 g, Natrium: 600 mg

LINSENNUDELN MIT TOMATEN UND BASILIKUM

Zubereitungszeit: 15 Minuten

Kochzeit: 10 Minuten

Dosierung für 4 Personen:

Zutaten:

Linsennudeln: 300g

Kirschtomaten: 300g

Knoblauch: 2 Zehen

Frischer Basilikum: nach Geschmack

Extra natives Olivenöl: 2 Esslöffel

Salz und Pfeffer nach Geschmack

Vorbereitung:

Die Linsennudeln in reichlich Salzwasser nach Packungsanweisung kochen. Etwas Kochwasser abgießen und auffangen. In einer Pfanne das Olivenöl erhitzen und den gehackten Knoblauch hinzufügen. Goldbraun braten. Die halbierten Kirschtomaten dazugeben und einige Minuten kochen lassen, bis sie anfangen, ihren Saft abzugeben. Die Linsenpaste mit den Kirschtomaten in die Pfanne geben und gut vermischen. Bei Bedarf etwas Nudelkochwasser hinzufügen, um eine cremige Konsistenz zu erhalten. Mit Salz und Pfeffer würzen und mit frischen Basilikumblättern garnieren. Heiß und lecker servieren! Nährwerte (pro Portion): Kalorien: 320 kcal, Proteine: 15 g, Fett: 8 g, Kohlenhydrate: 50 g, Ballaststoffe: 10 g, Zucker: 5 g, Natrium: 400 mg.

TINTENFISCH-TINTENRISOTTO MIT GARNELEN

Zubereitungszeit: 15 Minuten

Kochzeit: 20 Minuten

Dosierung für 4 Personen:

Zutaten:

Reis für Risotto: 320g

Tintenfischtinte (Beutel): 2

Geschälte Garnelen: 300g

Gemüsebrühe: 1 Liter

Zwiebel: 1 mittelgroß

Trockener Weißwein: 120 ml

Butter: 50g

Geriebener Parmesan: 50g

Extra natives Olivenöl: 2 Esslöffel

Salz und Pfeffer nach Geschmack

Vorbereitung:

In einem Topf die Gemüsebrühe erhitzen und warm halten. In einer Pfanne die fein gehackte Zwiebel im Olivenöl anbraten. Den Reis hinzufügen und einige Minuten rösten. Mit Weißwein ablöschen und den Alkohol verdunsten lassen. Fügen Sie die zuvor gereinigte und gehackte Tintenfischtinte hinzu. Unter gelegentlichem Rühren jeweils eine Kelle heiße Brühe hinzufügen, bis der Reis al dente gekocht ist. Nach der Hälfte der Garzeit die geschälten Garnelen hinzufügen. Risotto mit Butter und geriebenem Parmesan verrühren. Bei Bedarf Salz und Pfeffer hinzufügen und heiß servieren. Nährwerte (pro Portion): Kalorien: 400 kcal, Proteine: 18 g, Fett: 12 g, Kohlenhydrate: 55 g, Ballaststoffe: 2 g, Zucker: 1 g, Natrium: 700 mg

KAMUT CAPELLINI MIT KNOBLAUCH, ÖL UND CHILI

Zubereitungszeit: 5 Minuten

Kochzeit: 8 Minuten

Dosierung für 4 Personen:

Zutaten:

Kamuthaar: 340 g

Knoblauch: 4 Zehen

Frische Chilischote: 1 Stück

Extra natives Olivenöl: 4 Esslöffel

Frische Petersilie: nach Geschmack

Salz nach Geschmack

Vorbereitung:

Kochen Sie die Kamut Capellini in reichlich Salzwasser gemäß den Anweisungen auf der Packung. In der Zwischenzeit das Olivenöl in einer Pfanne erhitzen und den gehackten Knoblauch und die in dünne Scheiben geschnittene frische Chilischote hinzufügen. Knoblauch und Chili bei mittlerer Hitze anbraten, bis der Knoblauch goldbraun ist. Lassen Sie die Capellini al dente abtropfen und geben Sie sie mit Öl, Knoblauch und Chili in die Pfanne. Die Capellini eine Minute lang anbraten, um ihnen mehr Geschmack zu verleihen. Die gehackte frische Petersilie dazugeben und bei Bedarf mit Salz abschmecken. Heiß und lecker servieren! Nährwerte (pro Portion): Kalorien: 350 kcal, Proteine: 10 g, Fett: 12 g, Kohlenhydrate: 50 g, Ballaststoffe: 8 g, Zucker: 2 g, Natrium: 400 mg.

GANZE SCHMETTERLINGE MIT SPINAT-WALNUSS-PESTO

Zubereitungszeit: 15 Minuten

Kochzeit: 10 Minuten

Dosierung für 4 Personen:

Zutaten:

Vollkorn-Farfalle: 350g

Frischer Spinat: 200g

Walnüsse: 50g

Knoblauch: 2 Zehen

Extra natives Olivenöl: 4 Esslöffel

Geriebener Parmesan: 50g

Salz und Pfeffer nach Geschmack

Vorbereitung:

Kochen Sie die ganze Farfalle in reichlich Salzwasser nach den Anweisungen auf der Packung. Lassen Sie sie al dente abtropfen und bewahren Sie etwas Kochwasser auf. In einer Pfanne das Olivenöl erhitzen und den frischen Spinat hinzufügen. Kochen Sie sie, bis sie zusammenfallen. Den Spinat und die Walnüsse zusammen mit dem gehackten Knoblauch und dem geriebenen Parmesan in einen Mixer geben. Alles verrühren, bis eine homogene Konsistenz entsteht. Das Pesto bei Bedarf mit etwas Farfalle-Kochwasser verdünnen. Kombinieren Sie die Farfalle mit dem Spinat-Walnuss-Pesto und vermischen Sie alles gut, um die Sauce gleichmäßig zu verteilen. Mit Salz und Pfeffer würzen und heiß servieren. Nährwerte (pro Portion): Kalorien: 380 kcal, Proteine: 12 g, Fett: 15 g, Kohlenhydrate: 50 g, Ballaststoffe: 8 g, Zucker: 2 g, Natrium: 500 mg

QUINOA UND BOHNEN MINESTRONE

Zubereitungszeit: 15 Minuten

Kochzeit: 30 Minuten

Dosierung für 4 Personen:

Zutaten:

Quinoa: 150g

Gemischte Bohnen (Cannellini,

Borlotti usw.): 400g

Karotten: 2 mittelgroß

Sellerie: 2 Stangen

Zwiebel: 1 mittelgroß

Reife Tomaten: 2 große

Gemüsebrühe: 1 Liter

Extra natives Olivenöl: 2 Esslöffel

Frische Petersilie: nach Geschmack

Salz und Pfeffer nach Geschmack

Vorbereitung:

In einem Topf das Olivenöl erhitzen und die gehackte Zwiebel, die gewürfelten Karotten und den gehackten Sellerie hinzufügen. Anbraten, bis das Gemüse zusammengefallen ist. Die gewürfelten reifen Tomaten hinzufügen und einige Minuten kochen lassen. Die Gemüsebrühe in den Topf gießen und zum Kochen bringen. Quinoa und abgetropfte und abgespülte Bohnen hinzufügen. Bei mittlerer bis niedriger Hitze kochen, bis die Quinoa gar und die Bohnen zart sind. Bei Bedarf mit Salz und Pfeffer würzen und mit gehackter frischer Petersilie garnieren. Heiß servieren und diese schmackhafte und nahrhafte Suppe genießen! Nährwerte (pro Portion): Kalorien: 320 kcal, Proteine: 12 g, Fett: 8 g, Kohlenhydrate: 50 g, Ballaststoffe: 10 g, Zucker: 5 g, Natrium: 600 mg.

BUCHWEIZEN SPAGHETTI MIT GEMÜSESOBE

Zubereitungszeit: 15 Minuten

Kochzeit: 20 Minuten

Dosierung für 4 Personen:

Zutaten:

Buchweizenspaghetti: 340g

Gemischtes Gemüse nach Wahl (Zucchini, Auberginen, Paprika, Karotten): 500g

Geschälte Tomaten: 400g

Zwiebel: 1 mittelgroß

Knoblauch: 2 Zehen

Frische Petersilie: nach Geschmack

Extra natives Olivenöl: 2 Esslöffel

Salz und Pfeffer nach Geschmack

Vorbereitung:

Das Gemüse in Würfel oder Julienne-Streifen schneiden. In einer Pfanne das Olivenöl erhitzen und die gehackte Zwiebel und den gehackten Knoblauch hinzufügen. Goldbraun braten. Das gehackte Gemüse dazugeben und weich kochen. Die geschälten Tomaten dazugeben und mit einer Gabel zerdrücken. Etwa 15–20 Minuten kochen, bis der Ragù leicht eindickt. Mit Salz und Pfeffer würzen und gehackte frische Petersilie hinzufügen. In der Zwischenzeit die Buchweizenspaghetti nach Packungsanweisung in reichlich Salzwasser kochen. Die Spaghetti al dente abgießen und mit dem Gemüseragout würzen. Heiß servieren, garniert mit etwas gehackter frischer Petersilie. Nährwerte (pro Portion): Kalorien: 350 kcal, Proteine: 10 g, Fett: 8 g, Kohlenhydrate: 60 g, Ballaststoffe: 12 g, Zucker: 8 g, Natrium: 500 mg

KÜRBISRAVIOLI MIT BUTTER UND SALBEI

Zubereitungszeit: 30 Minuten

Kochzeit: 5 Minuten

Dosierung für 4 Personen:

Zutaten:

Kürbisravioli: 400g

Kürbis: 500g

Butter: 50g

Frische Salbeiblätter: 10/12

Geriebener Parmesan: nach Geschmack

Salz nach Geschmack

Vorbereitung:

Kochen Sie den Kürbis, bis er weich ist, und zerdrücken Sie ihn dann mit einer Gabel oder pürieren Sie ihn, bis ein Püree entsteht. Kochen Sie die Kürbisravioli in reichlich Salzwasser nach Packungsanweisung. Lassen Sie sie al dente abtropfen. In einer Pfanne die Butter bei mittlerer Hitze schmelzen, bis sie anfängt, goldbraun zu werden. Die Salbeiblätter dazugeben und leicht bräunen lassen. Die abgetropften Kürbisravioli mit der Butter und dem Salbei in die Pfanne geben und vorsichtig umrühren, um die Gewürze zu verteilen. Die Ravioli heiß servieren und nach Belieben mit geriebenem Parmesan bestreuen. Nährwerte (pro Portion): Kalorien: 400 kcal, Proteine: 12 g, Fett: 15 g, Kohlenhydrate: 55 g, Ballaststoffe: 8 g, Zucker: 5 g, Natrium: 400 mg.

GERSTE UND GEMÜSESUPPE

Zubereitungszeit: 15 Minuten

Kochzeit: 30 Minuten

Dosierung für 4 Personen:

Zutaten:

Gerste: 150g

Gemischtes Gemüse nach Wahl (Karotten, Sellerie, Kartoffeln, Zucchini): 500g

Zwiebel: 1 mittelgroß

Knoblauch: 2 Zehen

Gemüsebrühe: 1 Liter

Frische Petersilie: nach Geschmack

Extra natives Olivenöl: 2 Esslöffel

Salz und Pfeffer nach Geschmack

Vorbereitung:

Schneiden Sie das Gemüse in Würfel oder kleine Stücke. In einem Topf das Olivenöl erhitzen und die gehackte Zwiebel und den gehackten Knoblauch hinzufügen. Goldbraun braten. Das gehackte Gemüse dazugeben und weich kochen. Gerste und Gemüsebrühe hinzufügen. Zum Kochen bringen und dann die Hitze reduzieren. Köcheln lassen, bis der Orzo gar ist und das Gemüse zart ist. Mit Salz und Pfeffer würzen und gehackte frische Petersilie hinzufügen. Heiß servieren, nach Belieben mit einer Scheibe Vollkornbrot servieren. Nährwerte (pro Portion): Kalorien: 300 kcal, Proteine: 8 g, Fett: 6 g, Kohlenhydrate: 50 g, Ballaststoffe: 10 g, Zucker: 5 g, Natrium: 600 mg

KICHERERBSEN-LINGUINE MIT TOMATEN UND SCHWARZEN OLIVEN

Zubereitungszeit: 10 Minuten

Kochzeit: 15 Minuten

Dosierung für 4 Personen:

Zutaten:

Kichererbsen-Linguine: 320g

Kirschtomaten: 250g

Schwarze Oliven: 100g

Knoblauch: 2 Zehen

Extra natives Olivenöl: 3 Esslöffel

Chilischote (optional): nach Geschmack

Frischer Basilikum: nach Geschmack

Salz nach Geschmack

Vorbereitung:

Kochen Sie die Kichererbsen-Linguine in reichlich Salzwasser gemäß den Anweisungen auf der Packung. Lassen Sie sie al dente abtropfen. In einer Pfanne das Olivenöl erhitzen und den gehackten Knoblauch und, falls gewünscht, die Chilischote hinzufügen. Die halbierten Kirschtomaten und die entkernten schwarzen Oliven hinzufügen. Einige Minuten kochen lassen, bis die Kirschtomaten beginnen, ihren Saft abzugeben. Die abgetropfte Kichererbsen-Linguine mit den Gewürzen direkt in die Pfanne geben. Bei Bedarf Salz hinzufügen. Die Linguine heiß servieren und nach Geschmack mit frischem Basilikum garnieren. Nährwerte (pro Portion): Kalorien: 380 kcal, Proteine: 14 g, Fett: 10 g, Kohlenhydrate: 60 g, Ballaststoffe: 12 g, Zucker: 5 g, Natrium: 400 mg.

REZEPTE
ZWEITEN GÄNGE

ZITRONEN-HÄHNCHENBRUST MIT BROKKOLETTI

Zubereitungszeit: 10 Minuten

Kochzeit: 20 Minuten

Dosierung für 4 Personen:

Zutaten:

Hähnchenbrust: 4 Filets (ca. 600g)

Zitrone: 2 große (Saft

und abgeriebene Schale)

Knoblauch: 3 Zehen, fein gehackt

Brokkoli: 500g, gereinigt und in Stücke geschnitten

Extra natives Olivenöl: 3 Esslöffel

Frische Petersilie: nach Geschmack

Salz und Pfeffer nach Geschmack

Vorbereitung:

Den Backofen auf 200°C vorheizen. In einer Schüssel den Zitronensaft und die abgeriebene Schale mit dem gehackten Knoblauch, Salz, Pfeffer und Olivenöl vermischen. Die Hähnchenbrustfilets auf ein Backblech legen und mit der Zitronenmarinade bestreichen. Backen Sie das Hähnchen etwa 20 Minuten lang oder bis es gar und goldbraun ist. In der Zwischenzeit den Brokkoli in kochendem Salzwasser etwa 7 Minuten kochen, bis er weich, aber knusprig ist. Den Brokkoli abtropfen lassen und mit etwas Olivenöl und Salz würzen. Servieren Sie die Zitronenhähnchenbrust mit dem heißen Brokkoli und garniert mit gehackter frischer Petersilie. Nährwerte (pro Portion): Kalorien: 300 kcal, Proteine: 40 g, Fett: 12 g, Kohlenhydrate: 10 g, Ballaststoffe: 5 g, Zucker: 2 g, Natrium: 500 mg

GEGRILLTER LACHS MIT AVOCADO SAUCE

Zubereitungszeit: 15 Minuten

Kochzeit: 10 Minuten

Dosierung für 4 Personen:

Zutaten:

Lachsfilets: 4 (ca. 800g)

Reife Avocado: 2 große

Zitronensaft: 2 Esslöffel

Knoblauch: 1 Zehe, fein gehackt

Frische Chilischote: 1 Stück,
fein gehackt (optional)

Salz und Pfeffer nach Geschmack

Extra natives Olivenöl: 2 Esslöffel

Vorbereitung:

Den Grill vorheizen. In einer Schüssel die Avocados zerdrücken und mit Zitronensaft, gehacktem Knoblauch, Chilischote (falls gewünscht), Salz und Pfeffer vermischen. Die Lachsfilets leicht mit Olivenöl bestreichen und mit Salz und Pfeffer würzen. Grillen Sie den Lachs etwa 4 bis 5 Minuten pro Seite oder bis er gar, aber noch saftig ist. Den Lachs heiß servieren, begleitet von der Avocadosauce. Nährwerte (pro Portion): Kalorien: 350 kcal Protein: 30 g Fett: 20 g Kohlenhydrate: 10 g Ballaststoffe: 8 g Zucker: 2 g Natrium: 500 mg.

KALBFLEISCH NACH PIZZAIOLA MIT TOMATEN UND OREGANO

Zubereitungszeit: 15 Minuten

Kochzeit: 30 Minuten

Dosierung für 4 Personen:

Zutaten:

Kalbsscheiben: 600g

Geschälte Tomaten: 400g

Knoblauch: 3 Zehen, fein gehackt

Frischer oder getrockneter Oregano: 2 Esslöffel

Extra natives Olivenöl: 3 Esslöffel

Salz und Pfeffer nach Geschmack

Vorbereitung:

Das Olivenöl in einer beschichteten Pfanne erhitzen und die Kalbsscheiben darin von beiden Seiten goldbraun anbraten. Das Kalbfleisch aus der Pfanne nehmen und beiseite stellen. In derselben Pfanne den gehackten Knoblauch hinzufügen und goldbraun braten. Die geschälten Tomaten, Oregano, Salz und Pfeffer hinzufügen. Die Tomaten mit einer Gabel leicht zerdrücken. Bei mittlerer bis niedriger Hitze etwa 15 Minuten kochen lassen oder bis die Sauce eindickt. Die Kalbsscheiben in die Sauce geben, die Pfanne abdecken und weitere 10 bis 15 Minuten garen, bis das Fleisch zart ist. Die Kalbspizzaiola heiß servieren, garniert mit etwas frischem Oregano. Nährwerte (pro Portion): Kalorien: 350 kcal, Proteine: 40 g, Fett: 15 g, Kohlenhydrate: 10 g, Ballaststoffe: 3 g, Zucker: 5 g, Natrium: 600 mg

GEBACKENS FORELLENFILET MIT MANDELN

Zubereitungszeit: 10 Minuten

Kochzeit: 20 Minuten

Dosierung für 4 Personen:

Zutaten:

Forellenfilets: 4 (ca. 800g)

Mandelblättchen: 50g

Zitrone: 1, in dünne Scheiben schneiden

Frische Petersilie: nach Geschmack

Salz und Pfeffer nach Geschmack

Butter: 2 Esslöffel

Vorbereitung:

Den Backofen auf 180°C vorheizen. Die Forellenfilets auf ein leicht mit Butter gefettetes Backblech legen. Die Filets mit Salz, Pfeffer und Zitronenscheiben würzen. Die Mandelblättchen gleichmäßig auf den Forellenfilets verteilen. Geben Sie ein paar Butterflocken zu den Filets. Etwa 15–20 Minuten backen oder bis der Fisch gar ist und die Mandeln leicht golden sind. Die gebackene Forelle heiß servieren, garniert mit gehackter frischer Petersilie. Nährwerte (pro Portion): Kalorien: 300 kcal, Proteine: 25 g, Fett: 18 g, Kohlenhydrate: 5 g, Ballaststoffe: 2 g, Zucker: 1 g, Natrium: 400 mg.

HÄHNCHEN MIT KRÄUTERN MIT SPARGEL SEITE

Zubereitungszeit: 15 Minuten

Kochzeit: 25 Minuten

Dosierung für 4 Personen:

Zutaten:

Hähnchenbrust: 4 (ca. 600 g)

Gehackte frische Kräuter

(Rosmarin, Thymian, Salbei): 2 Esslöffel

Zitrone: 1, Saft und abgeriebene Schale

Knoblauch: 3 Zehen, fein gehackt

Spargel: 500g, gereinigt und geschnitten

Extra natives Olivenöl: 3 Esslöffel

Salz und Pfeffer nach Geschmack

Vorbereitung:

Den Backofen auf 200°C vorheizen. In einer Schüssel gehackte Kräuter, Zitronensaft und abgeriebene Schale, gehackten Knoblauch, Salz, Pfeffer und Olivenöl vermischen. Die Hähnchenbrust von beiden Seiten mit der Kräutermarinade bestreichen. Legen Sie das Hähnchen auf ein Backblech und garen Sie es im Ofen etwa 20/25 Minuten lang oder bis es vollständig gegart und goldbraun ist. In der Zwischenzeit den Spargel durch Dämpfen oder in kochendem Salzwasser etwa 5–7 Minuten kochen, bis er zart, aber knusprig ist. Servieren Sie das Kräuterhähnchen heiß mit Spargel. Nährwerte (pro Portion): Kalorien: 350 kcal, Proteine: 40 g, Fett: 15 g, Kohlenhydrate: 10 g, Ballaststoffe: 5 g, Zucker: 3 g, Natrium: 500 mg

GEGRILLTES HÄHNCHEN MIT MEDITERRANEM GEMÜSE

Zubereitungszeit: 20 Minuten

Kochzeit: 20 Minuten

Dosierung für 4 Personen:

Zutaten:

Hähnchenbrust: 4 (ca. 600 g)

Zucchini: 2, in Scheiben geschnitten

Auberginen: 2, gewürfelt

Paprika: 2, in Streifen geschnitten

Tomaten: 4, in Spalten geschnitten

Knoblauch: 3 Zehen, fein gehackt

Frischer Basilikum: nach Geschmack

Extra natives Olivenöl: 4 Esslöffel

Salz und Pfeffer nach Geschmack

Vorbereitung:

Einen Grill oder eine beschichtete Pfanne erhitzen. Die Hähnchenbrüste leicht mit Olivenöl bestreichen und mit Salz und Pfeffer würzen. Grillen Sie das Hähnchen etwa 5 bis 7 Minuten pro Seite oder bis es gar und goldbraun ist. In der Zwischenzeit das Olivenöl in einer Pfanne erhitzen und den gehackten Knoblauch hinzufügen. Das gehackte Gemüse (Zucchini, Aubergine, Paprika und Tomaten) hinzufügen und kochen, bis es zart, aber knusprig ist. Frische Basilikumblätter hinzufügen und bei Bedarf mit Salz und Pfeffer würzen. Servieren Sie das gegrillte Hähnchen mit mediterranem Gemüse. Nährwerte (pro Portion): Kalorien: 380 kcal, Proteine: 35 g, Fett: 18 g, Kohlenhydrate: 15 g, Ballaststoffe: 6 g, Zucker: 8 g, Natrium: 600 mg.

TRUTHAHNCURRY MIT GEMÜSE

Zubereitungszeit: 15 Minuten

Kochzeit: 25 Minuten

Dosierung für 4 Personen:

Zutaten:

Geschnittene Putenbrust: 600g

Gemischtes Gemüse (Zucchini, Karotten, Paprika):

500g, in Würfel schneiden

Zwiebel: 1, in dünne Scheiben schneiden

Knoblauch: 3 Zehen, fein gehackt

Currypulver: 2 EL

Kokosmilch: 400 ml

Extra natives Olivenöl: 3 Esslöffel

Salz und Pfeffer nach Geschmack

Vorbereitung:

In einer großen Pfanne das Olivenöl erhitzen und die Zwiebel und den Knoblauch darin goldbraun anbraten. Die Putenscheiben dazugeben und anbraten, bis sie auf beiden Seiten gut gebräunt sind. Fügen Sie das gemischte Gemüse hinzu und kochen Sie es einige Minuten lang, bis es zart, aber knusprig ist. Das Currypulver dazugeben und gut vermischen. Die Kokosmilch in die Pfanne gießen, aufkochen lassen, dann die Hitze reduzieren und etwa 10 bis 15 Minuten köcheln lassen, bis die Sauce eindickt. Mit Salz und Pfeffer abschmecken. Servieren Sie das Putencurry heiß mit braunem Reis oder Couscous. Nährwerte (pro Portion): Kalorien: 380 kcal, Proteine: 30 g, Fett: 20 g, Kohlenhydrate: 20 g, Ballaststoffe: 5 g, Zucker: 6 g, Natrium: 600 mg

OMELETTE MIT SPINAT UND KÄSE MIT NIEDRIGER HEIZUNG

Zubereitungszeit: 10 Minuten

Kochzeit: 15 Minuten

Dosierung für 4 Personen:

Zutaten:

Eier: 8

Frischer Spinat: 200 g, gewaschen und geschnitten

Gewürfelter fettarmer Käse: 100 g

Zwiebel: 1, fein gehackt

Extra natives Olivenöl: 2 Esslöffel

Salz und Pfeffer nach Geschmack

Vorbereitung:

In einer beschichteten Pfanne das Olivenöl erhitzen und die gehackte Zwiebel hinzufügen. Braten, bis es glasig ist. Den gewaschenen und gehackten frischen Spinat dazugeben und kochen, bis er zusammengefallen ist. In einer Schüssel die Eier mit dem gewürfelten fettarmen Käse, Salz und Pfeffer verquirlen. Gießen Sie die Eiermischung über den Spinat in der Pfanne und kochen Sie ihn bei mittlerer Hitze, bis das Omelett an den Seiten durchgegart ist. Sobald der untere Teil gut gebräunt ist, wenden Sie das Omelett mit Hilfe eines Tellers und braten Sie es auf der anderen Seite einige Minuten lang an. Das Omelett heiß servieren und in Spalten schneiden. Nährwerte (pro Portion): Kalorien: 220 kcal, Proteine: 18 g, Fett: 12 g, Kohlenhydrate: 8 g, Ballaststoffe: 2 g, Zucker: 3 g, Natrium: 400 mg.

GEDÄMPFTER SPARGEL MIT ZITRONEN MANDELNSAUCE

Zubereitungszeit: 10 Minuten

Kochzeit: 10 Minuten

Dosierung für 4 Personen:

Zutaten:

Spargel: 500g, gereinigt und geschnitten

Mandelblättchen: 50g

Zitrone: 1, Saft und abgeriebene Schale

Butter: 2 Esslöffel (optional)

Salz und Pfeffer nach Geschmack

Vorbereitung:

In einem Dampfgarer Wasser zum Kochen bringen. Den gedünsteten Spargel dazugeben und etwa 5–7 Minuten garen, bis er zart, aber knusprig ist. In der Zwischenzeit die Mandelblättchen in einer Pfanne leicht anrösten. Für die Soße in einer kleinen Schüssel Zitronensaft, geriebene Zitronenschale, Butter (falls verwendet), Salz und Pfeffer vermischen. Den Spargel auf einem Servierteller anrichten und mit der Zitronensauce beträufeln. Die gerösteten Mandeln über den Spargel streuen. Den gedünsteten Spargel heiß servieren. Nährwerte (pro Portion): Kalorien: 100 kcal, Proteine: 4 g, Fett: 6 g, Kohlenhydrate: 8 g, Ballaststoffe: 4 g, Zucker: 2 g, Natrium: 200 mg.

ROSMARINHÄHNCHEN MIT ZUCCHINIGARNITUR

Zubereitungszeit: 15 Minuten

Kochzeit: 25 Minuten

Dosierung für 4 Personen:

Zutaten:

Hähnchenbrust: 4 (ca. 600 g)

Frische Rosmarinzweige: 4

Zucchini: 500 g, in Scheiben geschnitten

Knoblauch: 3 Zehen, fein gehackt

Extra natives Olivenöl: 3 Esslöffel

Salz und Pfeffer nach Geschmack

Vorbereitung:

Den Backofen auf 200°C vorheizen. Die Hähnchenbrüste mit Salz, Pfeffer und Rosmarinblättern würzen. In einer Pfanne das Olivenöl erhitzen und den gehackten Knoblauch hinzufügen. Goldbraun braten. Die Zucchinischeiben dazugeben und kochen, bis sie zart, aber knusprig sind. Legen Sie die gewürzten Hähnchenbrüste auf ein Backblech und garen Sie sie etwa 20–25 Minuten lang im Ofen, bis sie gut gegart und goldbraun sind. Servieren Sie das Rosmarinhähnchen heiß mit den Zucchini. Nährwerte (pro Portion): Kalorien: 280 kcal, Proteine: 30 g, Fett: 12 g, Kohlenhydrate: 10 g, Ballaststoffe: 4 g, Zucker: 3 g, Natrium: 400 mg.

HÜHNERKOTETTE MIT MANDELN UND LEINSAMEN

Zubereitungszeit: 15 Minuten

Kochzeit: 15 Minuten

Dosierung für 4 Personen:

Zutaten:

Hähnchenbrust: 4 (ca. 600 g)

Gehackte Mandeln: 100g

Leinsamen: 2 Esslöffel

Eier: 2, geschlagen

Mehl: 50g

Extra natives Olivenöl: 4 Esslöffel

Salz und Pfeffer nach Geschmack

Vorbereitung:

Drücken Sie die Hähnchenschnitzel leicht zwischen zwei Lagen Backpapier, damit sie dünner und zarter werden. In einer Schüssel die gehackten Mandeln und Leinsamen vermischen. Tauchen Sie jedes Hähnchenschnitzel in das Mehl, dann in die geschlagenen Eier und schließlich in die Mandel-Leinsamen-Mischung und drücken Sie es gut an, damit es festklebt. Erhitzen Sie das Olivenöl in einer beschichteten Pfanne und braten Sie die Hähnchenschnitzel etwa 5–6 Minuten pro Seite oder bis sie goldbraun und gar sind. Lassen Sie sie auf saugfähigem Papier abtropfen, um überschüssiges Öl zu entfernen. Servieren Sie heiße Hähnchenschnitzel mit Beilagen Ihrer Wahl. Nährwerte (pro Portion): Kalorien: 350 kcal, Proteine: 35 g, Fett: 20 g, Kohlenhydrate: 10 g, Ballaststoffe: 5 g, Zucker: 2 g, Natrium: 400 mg

GEGRILLTER THUNFISCH MIT ZITRONENSAUCE

Zubereitungszeit: 10 Minuten

Kochzeit: 10 Minuten

Dosierung für 4 Personen:

Zutaten:

Frische Thunfischfilets: 4 (ca. 800 g)

Zitrone: 2, Saft und abgeriebene Schale

Knoblauch: 2 Zehen, fein gehackt

Frische Petersilie: 2

Löffel, fein gehackt

Extra natives Olivenöl: 4 Esslöffel

Salz und Pfeffer nach Geschmack

Vorbereitung:

In einer Schüssel Olivenöl, Zitronensaft und abgeriebene Schale, gehackten Knoblauch, Petersilie, Salz und Pfeffer vermischen. Die Thunfischfilets mit der vorbereiteten Marinade bestreichen. Einen Grill oder eine beschichtete Pfanne erhitzen und die Thunfischfilets auf jeder Seite etwa 3/4 Minuten garen, bis sie gar, aber innen noch leicht rosa sind. Den gegrillten Thunfisch heiß servieren, begleitet von der Zitronensauce. Nährwerte (pro Portion): Kalorien: 280 kcal, Proteine: 30 g, Fett: 15 g, Kohlenhydrate: 5 g, Ballaststoffe: 2 g, Zucker: 1 g, Natrium: 300 mg.

GEBACKENER LACHS MIT ZITRONEN SAUCE UND KRÄUTER

Zubereitungszeit: 10 Minuten

Kochzeit: 20 Minuten

Dosierung für 4 Personen:

Zutaten:

Lachsfilets: 4 (ca. 600g)

Zitrone: 1, Saft und abgeriebene Schale

Knoblauch: 2 Zehen, fein gehackt

**Frische Petersilie: 2 Esslöffel,
fein gehackt**

**Frischer Thymian: 1 Esslöffel,
fein gehackt**

Extra natives Olivenöl: 4 Esslöffel

Salz und Pfeffer nach Geschmack

Vorbereitung:

Den Backofen auf 180°C vorheizen. In einer Schüssel Olivenöl, Zitronensaft und abgeriebene Schale, gehackten Knoblauch, Petersilie, Thymian, Salz und Pfeffer vermischen. Die Lachsfilets auf ein mit Backpapier ausgelegtes Backblech legen. Die Lachsfilets mit der vorbereiteten Marinade bestreichen. Im Ofen etwa 15–20 Minuten backen oder bis der Lachs gar ist und sich mit einer Gabel leicht zerteilen lässt. Den gebackenen Lachs heiß servieren, begleitet von der Zitronen-Kräuter-Sauce. Nährwerte (pro Portion): Kalorien: 300 kcal, Proteine: 25 g, Fett: 18 g, Kohlenhydrate: 2 g, Ballaststoffe: 1 g, Zucker: 1 g, Natrium: 400 mg

PUTENFLEISCHBÄLLCHEN MIT CURRY

Zubereitungszeit: 15 Minuten

Kochzeit: 20 Minuten

Dosierung für 4 Personen:

Zutaten:

Putenhackfleisch: 500g

Zwiebel: 1, fein gehackt

Knoblauch: 2 Zehen, fein gehackt

Geriebenes Brot: 50g

Ei: 1, geschlagen

Currypulver: 2 EL

Extra natives Olivenöl: 4 Esslöffel

Salz und Pfeffer nach Geschmack

Vorbereitung:

In einer Schüssel das Putenhackfleisch mit Zwiebeln, Knoblauch, Semmelbröseln, Ei, Currypulver, Salz und Pfeffer vermischen. Mit nassen Händen Fleischbällchen formen. Das Olivenöl in einer beschichteten Pfanne erhitzen und die Putenfleischbällchen unter gelegentlichem Wenden etwa 10–12 Minuten braten, bis sie gut gegart und goldbraun sind. Lassen Sie sie auf saugfähigem Papier abtropfen, um überschüssiges Öl zu entfernen. Servieren Sie die Curry-Putenfleischbällchen heiß mit frischen Beilagen. Nährwerte (pro Portion): Kalorien: 250 kcal, Proteine: 20 g, Fett: 12 g, Kohlenhydrate: 10 g, Ballaststoffe: 2 g, Zucker: 1 g, Natrium: 300 mg.

KALBSKOTELETTEN MIT GRÜNER PFEFFERSAUCE

Zubereitungszeit: 15 Minuten

Kochzeit: 20 Minuten

Dosierung für 4 Personen:

Zutaten:

Kalbsscheiben: 4 (ca. 600g)

Eingelegter grüner Pfeffer: 2 Esslöffel

Kochsahne: 200 ml

Butter: 2 Esslöffel

Salz und Pfeffer

nach Geschmack

Vorbereitung:

Die Kalbsscheiben mit Salz und Pfeffer bestreichen. In einer Pfanne die Butter schmelzen und die Kalbsscheiben darin von beiden Seiten goldbraun braten. Die Scheiben aus der Pfanne nehmen und beiseite stellen. In die gleiche Pfanne die Kochsahne und den grünen Pfeffer geben. Bei mittlerer Hitze kochen, bis die Sauce leicht eindickt. Die Kalbsscheiben wieder in die Pfanne geben und einige Minuten in der Soße erhitzen. Die Kalbskoteletts heiß mit der grünen Pfeffersauce servieren. Nährwerte (pro Portion): Kalorien: 350 kcal, Proteine: 30 g, Fett: 20 g, Kohlenhydrate: 5 g, Ballaststoffe: 1 g, Zucker: 2 g, Natrium: 400 mg

SOLE IM MUGNAIA-STIL
MIT KAPERN UND ZITRONE

Zubereitungszeit: 10 Minuten

Kochzeit: 15 Minuten

Dosierung für 4 Personen:

Zutaten:

Seezunge: 4 Filets (ca. 800g)

Mehl: 50g

Butter: 4 Esslöffel

Kapern: 2 Esslöffel, abgespült

Zitrone: 1, Saft und abgeriebene Schale

Frische Petersilie: 2

Löffel, fein gehackt

Salz und Pfeffer nach Geschmack

Vorbereitung:

Die Seezungenfilets salzen und pfeffern. Die Seezungenfilets im Mehl wenden und den Überschuss abschütteln. In einer beschichteten Pfanne die Butter bei mittlerer bis hoher Hitze schmelzen. Die Seezungenfilets dazugeben und auf jeder Seite etwa 3/4 Minuten braten, bis sie goldbraun und gar sind. Kapern, Zitronensaft und -schale sowie Petersilie hinzufügen. Weitere 2/3 Minuten kochen lassen, dabei die Filets vorsichtig wenden, um sie mit der Sauce zu überziehen. Heiß mit Zitronenspalten und frischer Petersilie servieren. Nährwerte (pro Portion): Kalorien: 280 kcal, Proteine: 25 g, Fett: 15 g, Kohlenhydrate: 10 g, Ballaststoffe: 2 g, Zucker: 1 g, Natrium: 400 mg.

ARTISCHOCKEN NACH RÖMISCHER ART

Zubereitungszeit: 20 Minuten

Kochzeit: 30 Minuten

Dosierung für 4 Personen:

Zutaten:

Artischocken: 8 große

Zitrone: 1, Saft

Frische Petersilie: 4 Esslöffel, fein gehackt

Knoblauch: 2 Zehen, fein gehackt

Extra natives Olivenöl: 4 Esslöffel

Salz und Pfeffer nach Geschmack

Vorbereitung:

Artischocken putzen, die harten Außenblätter entfernen und die Spitzen abschneiden. Die Stiele halbieren. Legen Sie die Artischocken in eine Schüssel mit kaltem Wasser und Zitronensaft, um Oxidation zu verhindern. In einer Pfanne das Olivenöl erhitzen und den gehackten Knoblauch und die Petersilie hinzufügen. Die Artischocken in die Pfanne geben und von beiden Seiten leicht anbraten. Geben Sie Wasser hinzu, bis die Artischocken bedeckt sind, und lassen Sie sie bei mittlerer Hitze kochen, bis sie weich sind. Heiß servieren, mit etwas Olivenöl und frisch gemahlenem schwarzem Pfeffer beträufelt. Nährwerte (pro Portion): Kalorien: 120 kcal, Proteine: 3 g, Fett: 7 g, Kohlenhydrate: 12 g, Ballaststoffe: 6 g, Zucker: 2 g, Natrium: 150 mg

KRÄUTERRINDFLEISCH MIT RUCOLA UND TOMATENSALAT

Zubereitungszeit: 15 Minuten

Kochzeit: 15 Minuten

Dosierung für 4 Personen:

Zutaten:

Rindfleischscheiben: 600g

Mischung aus frischen Kräutern (Rosmarin, Thymian, Petersilie): 4 Esslöffel, fein gehackt

Knoblauch: 2 Zehen, fein gehackt

Rucola: 200g

Kirschtomaten: 200 g, halbiert

Extra natives Olivenöl: 4 Esslöffel

Balsamico-Essig: 2 Esslöffel

Salz und Pfeffer nach Geschmack

Vorbereitung:

Die Rindfleischscheiben mit gehackten frischen Kräutern, Knoblauch, Salz und Pfeffer würzen. Erhitzen Sie eine beschichtete Pfanne und braten Sie die Rindfleischscheiben 2–3 Minuten pro Seite oder bis der gewünschte Gargrad erreicht ist. In einer großen Schüssel Rucola und Kirschtomaten vermischen. Den Salat mit Olivenöl, Balsamico-Essig, Salz und Pfeffer würzen. Die Rindfleischscheiben heiß mit dem Rucola-Kirschtomaten-Salat servieren. Nährwerte (pro Portion): Kalorien: 350 kcal, Proteine: 30 g, Fett: 15 g, Kohlenhydrate: 10 g, Ballaststoffe: 3 g, Zucker: 5 g, Natrium: 250 mg.

GEGRILLTE GARNELEN MIT KNOBLAUCH-PETERSILIE-SAUCE

Zubereitungszeit: 15 Minuten

Kochzeit: 5 Minuten

Dosierung für 4 Personen:

Zutaten:

Frische Garnelen: 500g, geschält und gereinigt

Knoblauch: 4 Zehen, fein gehackt

Frische Petersilie: 4 Esslöffel, fein gehackt

Zitronensaft: 2 Esslöffel

Extra natives Olivenöl: 4 Esslöffel

Salz und Pfeffer nach Geschmack

Vorbereitung:

In einer großen Schüssel die gehackten Knoblauchzehen, Petersilie, Zitronensaft, Olivenöl, Salz und Pfeffer vermischen. Die Garnelen zur Marinade geben und gut vermischen, um sie gleichmäßig zu bedecken. Lassen Sie die Garnelen mindestens 30 Minuten im Kühlschrank marinieren. Den Grill vorheizen und die marinierten Garnelen auf jeder Seite zwei bis drei Minuten garen, bis sie rosa und gut gegart sind. Servieren Sie die gegrillten Garnelen heiß, begleitet von der Knoblauch-Petersilien-Sauce. Nährwerte (pro Portion): Kalorien: 180 kcal, Proteine: 20 g, Fett: 8 g, Kohlenhydrate: 4 g, Ballaststoffe: 1 g, Zucker: 0 g, Natrium: 200 mg

FISCHPPLATTEN MIT JOGHURTSAUCE

Zubereitungszeit: 20 Minuten

Kochzeit: 10 Minuten

Dosierung für 4 Personen:

Zutaten:

Weiße Fischfilets

(Kabeljau, Seehecht usw.):

500g, fein gehackt

Eier: 2

Semmelbrösel: 100g

Griechischer Joghurt: 200g

Zitronensaft: 2 Esslöffel

Frische Kräuter (Petersilie, Schnittlauch):

4 Esslöffel, fein gehackt

Salz und Pfeffer nach Geschmack

Vorbereitung:

In einer Schüssel die gehackten Fischfilets, Eier, Semmelbrösel, frische Kräuter, Salz und Pfeffer vermischen. Aus der Fischmischung Fleischbällchen formen. Etwas Öl in einer beschichteten Pfanne erhitzen und die Fischfrikadellen auf beiden Seiten goldbraun braten. In einer Schüssel den griechischen Joghurt mit dem Zitronensaft und einer Prise Salz vermischen. Servieren Sie die Fischfrikadellen heiß mit der Joghurtsauce. Nährwerte (pro Portion): Kalorien: 220 kcal, Proteine: 25 g, Fett: 8 g, Kohlenhydrate: 12 g, Ballaststoffe: 1 g, Zucker: 2 g, Natrium: 250 mg.

AUBERGINEN GEFÜLLT
MIT QUINOA UND GEMÜSE

Zubereitungszeit: 20 Minuten

Kochzeit: 40 Minuten

Dosierung für 4 Personen:

Zutaten:

Aubergine: Mittel 4

Quinoa: 1 Tasse, gekocht

Gemischtes Gemüse (Zucchini,

Paprika, Karotten usw.):

2 Tassen, gewürfelt

Zwiebel: 1, gehackt

Knoblauch: 2 Zehen, fein gehackt

Geriebener Käse: 1/2 Tasse

Frische Petersilie: 2 Esslöffel,

fein gehackt

Salz und Pfeffer nach Geschmack

Extra natives Olivenöl: 2 Esslöffel

Vorbereitung:

Die Auberginen der Länge nach halbieren und mit einem Löffel vorsichtig ausleeren. In einer Pfanne das Olivenöl erhitzen und die Zwiebel und den Knoblauch goldbraun braten. Das gemischte Gemüse hinzufügen und kochen, bis es weich ist. Gekochtes Quinoa, geriebenen Käse, Petersilie, Salz und Pfeffer zur Gemüsefüllung hinzufügen. Die Auberginenhälften mit der vorbereiteten Füllung füllen. Die gefüllten Auberginen auf einem Backblech anrichten und im vorgeheizten Backofen bei 180 °C etwa 30 Minuten garen, bis die Auberginen weich sind. Heiß servieren. Nährwerte (pro Portion): Kalorien: 220 kcal, Proteine: 8 g, Fett: 6 g, Kohlenhydrate: 35 g, Ballaststoffe: 8 g, Zucker: 8 g, Natrium: 350 mg

RINDERSTEAK MIT SCHWARZEM PFEFFER UND TOMATEN

Zubereitungszeit: 10 Minuten

Kochzeit: 10 Minuten

Dosierung für 4 Personen:

Zutaten:

Rindersteaks: 4

(ca. 200g pro Stück)

Gemahlener schwarzer Pfeffer: 2 Esslöffel

Kirschtomaten:

200g, halbiert

Extra natives Olivenöl: 4 Esslöffel

Salz nach Geschmack

Vorbereitung:

Eine beschichtete Pfanne bei mittlerer bis hoher Hitze erhitzen. Bestreuen Sie beide Seiten der Rindersteaks mit gemahlenem schwarzem Pfeffer und einer leichten Prise Salz. Geben Sie die Steaks in die Pfanne und lassen Sie sie je nach gewünschter Garstufe 3/4 Minuten pro Seite oder länger garen. In den letzten Minuten des Garvorgangs die halbierten Kirschtomaten in dieselbe Pfanne geben und leicht erhitzen. Nach dem Garen die Steaks und Kirschtomaten auf eine Servierplatte geben. Mit einem Schuss nativem Olivenöl extra würzen. Heiß servieren. Nährwerte (pro Portion): Kalorien: 350 kcal Protein: 30 g Fett: 18 g Kohlenhydrate: 5 g Ballaststoffe: 2 g Zucker: 3 g Natrium: 400 mg.

GEMÜSEOMELETTE

Zubereitungszeit: 15 Minuten

Kochzeit: 15 Minuten

Dosierung für 4 Personen:

Zutaten:

Eier: 6

Gemischtes Gemüse (Zucchini, Paprika, Zwiebeln, Tomaten usw.): 2 Tassen, gewürfelt

Geriebener Käse: 1/2 Tasse

Extra natives Olivenöl: 2 Esslöffel

Salz und Pfeffer nach Geschmack

Vorbereitung:

In einer Schüssel die Eier mit geriebenem Käse, Salz und Pfeffer verquirlen. In einer beschichteten Pfanne das Olivenöl erhitzen und das gemischte Gemüse hinzufügen. Kochen, bis es weich ist. Gießen Sie die geschlagenen Eier über das Gemüse und lassen Sie es bei mittlerer Hitze kochen, bis das Omelett an den Rändern goldbraun und kompakt ist. Drehen Sie das Omelett mit einem Deckel oder Teller um und kochen Sie es auf der anderen Seite weitere 5 Minuten oder bis es gar ist. Heiß oder bei Zimmertemperatur servieren. Nährwerte (pro Portion): Kalorien: 180 kcal, Proteine: 12 g, Fett: 12 g, Kohlenhydrate: 6 g, Ballaststoffe: 2 g, Zucker: 3 g, Natrium: 300 mg.

GARNELEN- UND GEMÜSESPIESSE

Zubereitungszeit: 20 Minuten

Kochzeit: 10 Minuten

Dosierung für 4 Personen:

Zutaten:

Garnelen: 16, geschält und gereinigt

Gemischtes Gemüse (Paprika, Zwiebeln, Zucchini, Tomaten usw.):

2 Tassen, in Würfel schneiden

Extra natives Olivenöl: 3 Esslöffel

Zitronensaft: 2 Esslöffel

Salz und Pfeffer nach Geschmack

Gewürze nach Geschmack (Oregano, Chili, Knoblauchpulver usw.)

Vorbereitung:

Garnelen und Gemüse abwechselnd auf Spieße stecken. In einer kleinen Schüssel das Olivenöl mit Zitronensaft, Salz, Pfeffer und Gewürzen nach Geschmack vermischen. Die Spieße mit der vorbereiteten Marinade bestreichen. Die Spieße auf dem heißen Grill 3/4 Minuten pro Seite grillen oder bis die Garnelen rosa und das Gemüse zart sind. Heiß servieren, eventuell mit Reis oder Salat. Nährwerte (pro Portion): Kalorien: 220 kcal, Proteine: 18 g, Fett: 10 g, Kohlenhydrate: 10 g, Ballaststoffe: 3 g, Zucker: 5 g, Natrium: 350 mg.

PUTEN-SCALOPPINE
MIT ZITRONE UND SALBEI

Zubereitungszeit: 10 Minuten

Kochzeit: 15 Minuten

Dosierung für 4 Personen:

Zutaten:

Putenschnitzel: 4

(ca. 150g pro Stück)

Zitrone: 1, gepresst

Frische Salbeiblätter: 8

Gemüsebrühe: 1/2 Tasse

Extra natives Olivenöl: 2 Esslöffel

Salz und Pfeffer nach Geschmack

Vorbereitung:

Erhitzen Sie das Olivenöl in einer beschichteten Pfanne bei mittlerer bis hoher Hitze. Die Putenschnitzel dazugeben und von beiden Seiten goldbraun anbraten. Zitronensaft, Salbeiblätter und Gemüsebrühe hinzufügen. Reduzieren Sie die Hitze und lassen Sie es etwa 10 Minuten kochen, bis die Flüssigkeit reduziert und die Jakobsmuscheln zart sind. Je nach Geschmack mit Salz und Pfeffer würzen. Heiß servieren, eventuell mit Gemüse oder Beilagen Ihrer Wahl. Nährwerte (pro Portion): Kalorien: 250 kcal, Proteine: 30 g, Fett: 10 g, Kohlenhydrate: 5 g, Ballaststoffe: 1 g, Zucker: 2 g, Natrium: 400 mg

HÜHNERWÜRSTCHEN MIT PAPRIKA UND ZWIEBELN

Zubereitungszeit: 15 Minuten

Kochzeit: 20 Minuten

Dosierung für 4 Personen:

Zutaten:

Hühnerwürste: 8

Gemischte Paprika (rot, gelb, grün):

2, in Streifen schneiden

Zwiebeln: 2, in Scheiben schneiden

Extra natives Olivenöl: 2 Esslöffel

Salz und Pfeffer nach Geschmack

Gewürze nach Geschmack (Paprika, Oregano,

Knoblauchpulver usw.)

Vorbereitung:

Erhitzen Sie das Olivenöl in einer beschichteten Pfanne bei mittlerer Hitze. Die Hähnchenwürste dazugeben und von beiden Seiten anbraten, bis sie gut gegart sind. Zwiebeln und Paprika in dieselbe Pfanne geben und kochen, bis das Gemüse zart und leicht karamellisiert ist. Mit Salz, Pfeffer und Gewürzen abschmecken. Heiß servieren, eventuell mit Kartoffelpüree oder Salat. Nährwerte (pro Portion): Kalorien: 320 kcal, Proteine: 25 g, Fett: 18 g, Kohlenhydrate: 10 g, Ballaststoffe: 3 g, Zucker: 5 g, Natrium: 450 mg.

GEBACKENES FORELLENFILET MIT AROMATISCHEN KRÄUTERN

Zubereitungszeit: 10 Minuten

Kochzeit: 20 Minuten

Dosierung für 4 Personen:

Zutaten:

Forellenfilets: 4 (je ca. 150g)

Frische aromatische Kräuter gehackt (Rosmarin,

Thymian, Petersilie): 2 Esslöffel

Knoblauch: 2 Zehen, gehackt

Zitrone: 1, in dünne Scheiben schneiden

Natives Olivenöl extra: 2 EL

Salz und Pfeffer nach Geschmack

Vorbereitung:

Den Backofen auf 180°C vorheizen. Die Forellenfilets auf einem mit Backpapier ausgelegten Backblech anrichten. Die Filets mit gehackten Kräutern, Knoblauch, Zitronensaft, Olivenöl, Salz und Pfeffer würzen. Decken Sie die Pfanne mit Aluminiumfolie ab und backen Sie sie im Ofen etwa 15 bis 20 Minuten lang oder bis der Fisch zart ist und sich mit einer Gabel leicht zerteilen lässt. Heiß servieren, eventuell mit Beilagen aus Gemüse oder Kartoffeln. Nährwerte (pro Portion): Kalorien: 180 kcal, Proteine: 25 g, Fett: 8 g, Kohlenhydrate: 2 g, Ballaststoffe: 1 g, Zucker: 0 g, Natrium: 300 mg.

GEGRILLTES HÜHNCHEN MIT TOMATEN BASILIKUM SALAT

Zubereitungszeit: 15 Minuten

Kochzeit: 15 Minuten

Dosierung für 4 Personen:

Zutaten:

Hähnchenbrust: 4

(ca. 150g pro Stück)

Tomaten: 4, in Scheiben schneiden

Frische Basilikumblätter: 1 Bund

Extra natives Olivenöl: 3 Esslöffel

Balsamico-Essig: 2 Esslöffel

Salz und Pfeffer nach Geschmack

Heizen Sie den Grill oder die Grillplatte vor. Die Hähnchenbrüste mit Salz, Pfeffer und einem Schuss Olivenöl würzen. Grillen Sie das Hähnchen etwa 6 bis 7 Minuten pro Seite oder bis es gar ist und schöne Streifen vom Grill aufweist. In der Zwischenzeit den Tomaten-Basilikum-Salat zubereiten: In einer Schüssel die Tomatenscheiben mit den Basilikumblättern, Olivenöl, Balsamico-Essig, Salz und Pfeffer vermischen. Servieren Sie das heiße Hähnchen mit dem Tomaten-Basilikum-Salat. Nährwerte (pro Portion): Kalorien: 220 kcal, Proteine: 30 g, Fett: 10 g, Kohlenhydrate: 5 g, Ballaststoffe: 2 g, Zucker: 3 g, Natrium: 350 mg.

GEBACKENES KAJUFILET MIT OLIVEN UND TOMATEN

Zubereitungszeit: 10 Minuten

Kochzeit: 20 Minuten

Dosierung für 4 Personen:

Zutaten:

Kabeljaufilets: 4

(ca. 150g pro Stück)

Kirschtomaten:

200g, halbiert

Schwarze Oliven: 1/2 Tasse, entkernt

Knoblauch: 2 Zehen, gehackt

Extra natives Olivenöl: 3 Esslöffel

Frische Petersilie: 2 Esslöffel, gehackt

Salz und Pfeffer nach Geschmack

Vorbereitung:

Den Backofen auf 180°C vorheizen. Die Kabeljaufilets auf einem Backblech anrichten. Den Fisch mit Salz, Pfeffer, Knoblauch, Petersilie, Kirschtomaten und Oliven würzen. Mit etwas nativem Olivenöl extra beträufeln. Im Ofen etwa 15–20 Minuten backen oder bis der Fisch zart ist und sich mit einer Gabel leicht zerteilen lässt. Heiß servieren, eventuell mit Beilagen aus Gemüse oder Kartoffeln. Nährwerte (pro Portion): Kalorien: 180 kcal, Proteine: 25 g, Fett: 8 g, Kohlenhydrate: 5 g, Ballaststoffe: 2 g, Zucker: 3 g, Natrium: 300 mg

HÄHNCHEN MIT SCHWARZER PFEFFERSAUCE UND BROKKOLI SEITE

Zubereitungszeit: 15 Minuten

Kochzeit: 25 Minuten

Dosierung für 4 Personen:

Zutaten:

Hähnchenbrust: 4

(ca. 160g pro Stück)

Brokkoli: 1 Bund,

putzen und in Röschen schneiden

Schwarze Pfefferkörner: 1 EL

Leichte Sahne: 1/2 Tasse

Gemüsebrühe: 1/2 Tasse

Extra natives Olivenöl: 2 Esslöffel

Salz und Pfeffer nach Geschmack

Vorbereitung:

Erhitzen Sie das Olivenöl in einer beschichteten Pfanne bei mittlerer Hitze. Die Hähnchenbrüste dazugeben und auf beiden Seiten goldbraun braten. Das Hähnchen aus der Pfanne nehmen und beiseite stellen. In die gleiche Pfanne die schwarzen Pfefferkörner geben und leicht rösten. Gemüsebrühe und Kochsahne dazugeben, aufkochen und die Flüssigkeit etwas einkochen lassen. Geben Sie das Hähnchen in die Soße und kochen Sie es weitere 5 Minuten oder bis es gar ist. In der Zwischenzeit Brokkoli dämpfen, bis er zart, aber knusprig ist. Servieren Sie das Hähnchen mit der schwarzen Pfeffersauce und dem Brokkoli. Nährwerte (pro Portion): Kalorien: 250 kcal, Proteine: 30 g, Fett: 12 g, Kohlenhydrate: 7 g, Ballaststoffe: 3 g, Zucker: 2 g, Natrium: 350 mg.

NEBENREZEPTE

SPINAT-AVOCADO-SALAT

Zubereitungszeit: 15 Minuten

Kochzeit: 0 Minuten

Dosierung: 4 Personen

Zutaten:

200 g frischer Spinat

1 reife Avocado

100 g Kirschtomaten

1/2 rote Zwiebel, gehackt

30 g zerbröselter Feta

20 g Pekannüsse, gehackt

Natives Olivenöl extra

Balsamico Essig

Salz und Pfeffer nach Geschmack

Vorbereitung:

Waschen Sie den Spinat gründlich und trocknen Sie ihn mit einem Tuch ab. Die Avocado halbieren, den Kern entfernen und schälen, dann das Fruchtfleisch in Würfel schneiden. Die Kirschtomaten halbieren. In einer großen Schüssel Spinat, Avocado, Kirschtomaten, rote Zwiebeln, Feta und Pekannüsse vermischen. Mit nativem Olivenöl extra, Balsamico-Essig, Salz und Pfeffer abschmecken. Vorsichtig umrühren, um alle Zutaten zu vermischen. Servieren Sie den frischen und leckeren Salat sofort. Kalorien: ca. 250 kcal, Fett: ca. 15 g (davon 2 g gesättigt)

Kohlenhydrate: ca. 10 g (davon 5 g Ballaststoffe)

Protein: Etwa 10 g

Vitamine: Vitamine A, C, K und Folsäure

Mineralien: Kalium, Magnesium, Eisen und Kalzium

IM OFEN GEGRILLTES GEMÜSE

Zubereitungszeit: 20 Minuten

Kochzeit: 30 Minuten

Dosierung: 4 Personen

Zutaten:

2 Paprika (rot,

gelb oder nach Wunsch)

1 Zucchini

1 Aubergine

1 rote Zwiebel

1 Knoblauchzehe

Natives Olivenöl extra

Aromatische Kräuter nach Geschmack

(Basilikum, Rosmarin, Thymian)

Salz und Pfeffer nach Geschmack

Vorbereitung:

Den Backofen auf 200°C vorheizen. Das Gemüse waschen und in etwa gleich große Stücke schneiden. In einer großen Schüssel gehacktes Gemüse, gehackten Knoblauch, natives Olivenöl extra, aromatische Kräuter, Salz und Pfeffer nach Geschmack vermischen. Gut vermischen, um das Dressing über das gesamte Gemüse zu verteilen. Das Gemüse auf einem mit Backpapier ausgelegten Backblech anrichten. Im Ofen etwa 30 Minuten backen, dabei das Gemüse nach der Hälfte der Garzeit wenden, um eine gleichmäßige Bräunung zu erzielen. Das gegrillte Gemüse aus dem Ofen nehmen und heiß oder warm als Beilage oder komplettes vegetarisches Gericht servieren. Kalorien: ca. 150 kcal, Fett: ca. 10 g (davon 1 g gesättigt) Kohlenhydrate: ca. 10 g (davon 5 g Ballaststoffe) Protein: Etwa 5 g Vitamine: Vitamine A, C, K und Gruppe B Mineralien: Kalium, Magnesium, Mangan und Phosphor

GEBACKENER BLUMENKOHL MIT KURKUMA

Zubereitungszeit: 20 Minuten

Kochzeit: 40 Minuten

Dosierung: 4 Personen

Zutaten:

1 mittelgroßer Blumenkohl

2 Esslöffel natives Olivenöl extra

1 Teelöffel Kurkumapulver

1/2 Teelöffel süßer Paprika

1/4 Teelöffel schwarzer Pfeffer

Salz nach Geschmack

Sesamsamen zum Dekorieren (optional)

Vorbereitung:

Den Backofen auf 200°C vorheizen. Den Blumenkohl in Röschen schneiden und unter fließendem Wasser abspülen. In einer großen Schüssel Blumenkohlröschen, natives Olivenöl extra, Kurkuma, Paprika, schwarzen Pfeffer und Salz vermischen. Gut vermischen, um die Gewürze im Blumenkohl zu verteilen. Die Blumenkohlröschen auf einem mit Backpapier ausgelegten Backblech anrichten. Im Ofen etwa 40 Minuten backen, dabei die Röschen nach der Hälfte der Garzeit wenden, damit sie gleichmäßig gebräunt werden. Den gebackenen Blumenkohl mit Kurkuma herausnehmen und heiß servieren, nach Belieben mit Sesamkörnern dekorieren. Kalorien: ca. 200 kcal, Fett: ca. 12 g (davon 2 g gesättigt) Kohlenhydrate: ca. 20 g (davon 5 g Ballaststoffe) Protein: Etwa 10 g Vitamine: Vitamine A, C, K und Gruppe B Mineralien: Kalium, Magnesium, Mangan und Kalzium

GEDÄMPFTER BROKKOLI MIT MANDELN

Zubereitungszeit: 15 Minuten

Kochzeit: 10 Minuten

Dosierung: 4 Personen

Zutaten:

1 mittelgroßer Brokkoli

2 Esslöffel natives Olivenöl extra

1 Knoblauchzehe, gehackt

2 Esslöffel Zitronensaft

30 g Mandelblättchen

Salz und Pfeffer nach Geschmack

Vorbereitung:

Den Brokkoli waschen und in Röschen schneiden. Den Brokkoli etwa 10 Minuten dämpfen, bis er weich, aber noch knusprig ist. In einer beschichteten Pfanne das native Olivenöl extra erhitzen und den gehackten Knoblauch eine Minute lang anbraten. Fügen Sie die Mandelblättchen hinzu und kochen Sie sie 2-3 Minuten lang unter häufigem Rühren, bis sie goldbraun und geröstet sind. Den gedünsteten Brokkoli, Zitronensaft, Salz und Pfeffer nach Geschmack hinzufügen. Vorsichtig umrühren, um alle Zutaten zu vermischen. Servieren Sie gedünsteten Brokkoli mit Mandeln warm als Beilage oder komplettes vegetarisches Gericht. Kalorien: ca. 180 kcal, Fett: ca. 10 g (davon 2 g gesättigt)

Kohlenhydrate: ca. 15 g (davon 5 g Ballaststoffe) Protein: Etwa 10 g Vitamine: Vitamine A, C, K und Gruppe B Mineralien: Kalium, Magnesium, Eisen und Kalzium

LINSENSALAT

Zubereitungszeit: 30 Minuten

Kochzeit: 20 Minuten

Dosierung: 4 Personen

Zutaten:

200 g getrocknete Linsen

1 rote Zwiebel, gehackt

1 grüne Paprika, gehackt

100 g Kirschtomaten, halbiert

1 Gurke, in Würfel geschnitten

100 g zerbröselter Feta

Natives Olivenöl extra

Balsamico Essig

Zitronensaft

Salz und Pfeffer nach Geschmack

Vorbereitung:

Spülen Sie die Linsen unter fließendem Wasser ab. Kochen Sie die Linsen in einem Topf in reichlich kochendem Wasser etwa 20 Minuten lang oder bis sie weich sind. Die Linsen abgießen und vollständig abkühlen lassen. In einer großen Schüssel kalte Linsen, gehackte Zwiebeln, gehackte grüne Paprika, Kirschtomaten, Gurke, zerbröckelten Feta und schwarze Oliven (falls verwendet) vermischen. Mit nativem Olivenöl extra, Balsamico-Essig, Zitronensaft, Salz und Pfeffer abschmecken. Vorsichtig umrühren, um alle Zutaten zu vermischen. Servieren Sie den frischen und leckeren Linsensalat als Hauptgericht oder Beilage. Kalorien: ca. 350 kcal, Fett: ca. 15 g (davon 3 g gesättigt)

Kohlenhydrate: ca. 40 g (davon 15 g Ballaststoffe) Protein: Etwa 20 g Vitamine: Vitamine A, C, K und Gruppe B Mineralien: Eisen, Magnesium, Kalium und Phosphor

GEBACKENE GEFÜLLTE ZUCCHINI

Zubereitungszeit: 30 Minuten

Kochzeit: 40 Minuten

Dosierung: 4 Personen

Zutaten: 4 mittelgroße Zucchini

200 g gekochter brauner Reis, 150 g Ricotta

100 g Tomaten, halbiert, 50 g geriebener Parmesan, 1 rote Zwiebel, gehackt, 1 Knoblauchzehe, gehackt, frisches Basilikum, gehackt Extra natives Olivenöl, Salz und Pfeffer nach Geschmack

Vorbereitung:

Den Backofen auf 180°C vorheizen. Die Zucchini waschen und der Länge nach halbieren, so dass Schiffchen entstehen. Entfernen Sie mit einem Löffel das innere Fruchtfleisch der Zucchini, sodass eine Mulde entsteht. In einer Pfanne antihaftbeschichtet, erhitzen Sie das native Olivenöl extra und braten Sie die gehackte Zwiebel eine Minute lang an. Fügen Sie den gehackten Knoblauch hinzu und kochen Sie ihn eine weitere Minute lang, bis er duftet. Das zuvor entfernte, in Würfel geschnittene Zucchinimark dazugeben und unter häufigem Rühren 5 Minuten kochen lassen. Den gekochten braunen Reis, die halbierte Tomate, den geriebenen Parmesan, das gehackte Basilikum sowie Salz und Pfeffer nach Geschmack hinzufügen. Gut vermischen, um alle Zutaten zu vereinen. Füllen Sie die Zucchinischiffchen mit der Reis-Gemüse-Mischung. Die gefüllten Zucchini auf einem mit Backpapier ausgelegten Backblech anrichten. Im Ofen etwa 40 Minuten backen oder bis die Zucchini weich und die Füllung goldbraun sind. Die gefüllten Zucchini aus dem Ofen nehmen und heiß servieren. Kalorien: ca. 300 kcal, Fette: ca. 15 g (davon 3 g gesättigt), Kohlenhydrate: ca. 30 g (davon 10 g Ballaststoffe), Proteine: ca. 15 g, Vitamine: Vitamine A, C, K und Gruppe B , Mineralien: Kalium, Magnesium, Kalzium und Eisen

BLUMENKOHL-PÜREE

Zubereitungszeit: 20 Minuten

Kochzeit: 20 Minuten

Dosierung: 4 Personen

Zutaten:

1 mittelgroßer Blumenkohl

1 mittelgroße Kartoffel

1 Knoblauchzehe

200 ml Gemüsebrühe

2 Esslöffel natives Olivenöl extra

Salz und Pfeffer nach Geschmack

Muskatnuss nach Geschmack (optional)

Vorbereitung:

Den Blumenkohl waschen und in Röschen schneiden. Die Kartoffel schälen und in Stücke schneiden. In einer Pfanne das native Olivenöl extra erhitzen und den gehackten Knoblauch eine Minute lang anbraten. Die Blumenkohlröschen und die Kartoffelwürfel dazugeben und unter häufigem Rühren 5 Minuten kochen lassen. Mit der Gemüsebrühe aufgießen und aufkochen. Decken Sie den Topf ab und kochen Sie ihn etwa 20 Minuten lang oder bis der Blumenkohl und die Kartoffel sehr zart sind. Mischen Sie die Mischung mit einem Mixer, bis eine glatte und samtige Creme entsteht. Mit Salz, Pfeffer und Muskat abschmecken. Das Blumenkohlpüree heiß als Beilage oder Vorspeise servieren. Kalorien: ca. 150 kcal, Fette: ca. 5 g (davon 1 g gesättigt), Kohlenhydrate: ca. 20 g (davon 5 g Ballaststoffe), Proteine: ca. 5 g, Vitamine: Vitamine A, C, K und Gruppe B

Mineralien: Kalium, Magnesium, Mangan und Kalzium

QUINOA UND GEMÜSE-SALAT

Zubereitungszeit: 20 Minuten

Kochzeit: 15 Minuten

Dosierung: 4 Personen

Zutaten:

120 g Quinoa

200 g Tomaten, in Würfel schneiden

1 Gurke, in Würfel geschnitten

1 grüne Paprika, gewürfelt

100 g zerbröselter Feta

**Schwarze Oliven, entkernt und
in Runden schneiden (optional)**

Frischer Basilikum, gehackt

**Extra natives Olivenöl, Salz und Pfeffer nach
Geschmack**

Balsamico-Essig, Zitronensaft

Vorbereitung:

Spülen Sie den Quinoa unter fließendem Wasser ab. Kochen Sie die Quinoa in einem Topf in reichlich kochendem Wasser etwa 15 Minuten lang oder bis sie weich sind. Quinoa abtropfen lassen und vollständig abkühlen lassen. In einer großen Schüssel kaltes Quinoa, gewürfelte Tomaten, gewürfelte Gurke, gewürfelte grüne Paprika, zerbröckelten Feta und schwarze Oliven (falls verwendet) vermischen. Mit nativem Olivenöl extra, Balsamico-Essig, Zitronensaft, Salz und Pfeffer abschmecken. Den gehackten Basilikum dazugeben und vorsichtig vermischen, um alle Zutaten zu vermischen. Servieren Sie den frischen und leckeren Quinoa-Gemüse-Salat. Kalorien: ca. 300 kcal, Fette: ca. 12 g (davon 2 g gesättigt), Kohlenhydrate: ca. 35 g (davon 5 g Ballaststoffe), Proteine: ca. 15 g, Vitamine: Vitamine A, C, K und Gruppe B

Mineralien: Eisen, Magnesium, Kalium und Phosphor

SAUTIERTER SCHWARZKOHL MIT KNOBLAUCH UND ZITRONE

Zubereitungszeit: 15 Minuten

Kochzeit: 10 Minuten

Dosierung: 4 Personen

Zutaten:

400 g Schwarzkohl

2 Knoblauchzehen, gehackt

2 Esslöffel natives Olivenöl extra

Saft von 1 Zitrone

Salz und Pfeffer nach Geschmack

Gehackte frische Chilischote (optional)

Vorbereitung:

Den Schwarzkohl waschen und in dünne Streifen schneiden. In einer beschichteten Pfanne das native Olivenöl extra erhitzen und den gehackten Knoblauch eine Minute lang anbraten. Den Grünkohl dazugeben und etwa 5 Minuten unter häufigem Rühren kochen, bis er zusammenfällt. Den Zitronensaft hinzufügen und eine weitere Minute kochen lassen. Mit Salz, Pfeffer und Chili abschmecken. Servieren Sie sautierten Grünkohl mit Knoblauch und heißer Zitrone als Beilage oder Vorspeise. Kalorien: Ungefähr 150 kcal

Fett: Ungefähr 8 g (davon 1 g gesättigt)

Kohlenhydrate: ca. 10 g (davon 5 g Ballaststoffe)

Protein: Etwa 5 g

Vitamine: Vitamine A, C, K und Gruppe B

Mineralien: Kalium, Magnesium, Eisen und Kalzium

GERÖSTETE KAROTTEN MIT THYMIAN

Zubereitungszeit: 15 Minuten

Kochzeit: 40 Minuten

Dosierung: 4 Personen

Zutaten:

500 g Karotten

2 Esslöffel natives Olivenöl extra

1 Knoblauchzehe, gehackt

1 Zweig frischer Thymian

Salz und Pfeffer nach Geschmack

Vorbereitung:

Den Backofen auf 200°C vorheizen. Die Karotten schälen und in etwa 1 cm dicke Scheiben schneiden. In einer großen Schüssel Karotten, natives Olivenöl extra, gehackten Knoblauch, frischen Thymian, Salz und Pfeffer nach Geschmack vermischen. Gut vermischen, um die Gewürze zu verteilen auf allen Karotten. Die Karotten auf einem mit Backpapier ausgelegten Backblech anrichten. Im Ofen etwa 40 Minuten backen, dabei die Karotten nach der Hälfte der Garzeit wenden, um eine gleichmäßige Bräunung zu erzielen. Die gerösteten Karotten mit Thymian aus dem Ofen nehmen und heiß servieren. Tipps: Sie können gerösteten Karotten andere Geschmacksrichtungen hinzufügen, beispielsweise Rosmarin, Paprika oder Kreuzkümmel. Für einen intensiveren Geschmack können Sie die Karotten vor dem Garen im Ofen mindestens 30 Minuten im Dressing marinieren. (pro Portion von ca. 200 g): Kalorien: ca. 180 kcal, Fett: ca. 10 g (davon 1 g gesättigt), Kohlenhydrate: ca. 25 g (davon 5 g Ballaststoffe), Protein: ca. 2 g

Vitamine: Vitamin A: 280 % des (VGR) Vitamin C: 30 % des VGR Vitamin K: 150 % des VGR

Mineralien: Kalium: 500 mg (14 % des VGR) Mangan: 1,5 mg (8 % des VGR) Ballaststoffe: 5 g (20 % des VGR)

ABSCHLUSS

Zusammenfassend stellt sich die Diät mit niedrigem glykämischen Index 2025 als außergewöhnlicher Weg zu optimaler Gesundheit und allgemeinem Wohlbefinden dar. Durch ein umfassendes Verständnis des glykämischen Index und seiner Auswirkungen auf die Stoffwechselgesundheit haben wir die Tür zu einer neuen Perspektive auf die Ernährung geöffnet. Dieses Buch bietet nicht nur einen detaillierten Überblick über den glykämischen Index, sondern auch einen praktischen Leitfaden für die erfolgreiche Umsetzung dieses Ansatzes in Ihrem täglichen Leben. Von köstlichen, nahrhaften Rezepten bis hin zu ausgewogenen Speiseplänen – Sie verfügen jetzt über die Werkzeuge, die Sie benötigen, um fundierte Lebensmittelentscheidungen zu treffen. Gewichtsmanagement wird zu einer spannenden Herausforderung, bei der jede Mahlzeit eine Gelegenheit ist, den Körper intelligent zu ernähren. Die Vielfalt der angebotenen kulinarischen Möglichkeiten ermöglicht eine flexible Ansprache, passend zu unterschiedlichen Vorlieben und Lebensstilen. Wir haben uns mit den allgemeinen Herausforderungen befasst, die auf dieser Reise auftreten können, und Folgendes bereitgestellt: Denken Sie immer daran, dass es sich hierbei nicht nur um eine vorübergehende Veränderung, sondern um eine dauerhafte Investition in Ihre Gesundheit handelt. Motiviert zu bleiben ist der Schlüssel, und das Buch hat Ihnen immer wieder Inspiration gegeben, jeden Schritt auf dem Weg mit Zuversicht anzugehen. Letztendlich ist die Glykämische Index-Diät nicht nur ein Ernährungsratgeber, sondern ein Reisebegleiter für ein gesünderes und erfüllteres Leben. Übernehmen Sie die Kontrolle über Ihre Ernährung, nähren Sie Ihren Körper gezielt und genießen Sie die Vorteile eines ausgeglichenen, energiegeladenen Lebens. Vielen Dank, dass Sie sich mit uns auf diese Reise begeben, und mögen Sie die Früchte Ihres neuen Abenteuers hin zu dauerhafter Gesundheit und Wohlbefinden genießen. Die mit Sorgfalt und Kreativität zusammengestellten Rezepte machen jede Mahlzeit zu einem einzigartigen kulinarischen Erlebnis. Zusammenfassend lässt sich sagen, dass die Glykämische Index-Diät 2025 mehr als nur ein Buch ist; Es ist ein Manifest für positive Veränderungen. Der Autor zeigt mit Kompetenz und Leidenschaft, dass jede Lebensmittelauswahl ein Schritt in Richtung eines gesünderen Lebens für uns selbst und für die Welt, die wir unser Zuhause nennen, sein kann. Eine unverzichtbare Lektüre für jeden, der seinen Körper nähren und zu einer nachhaltigen Zukunft beitragen möchteVielen Dank für diese nährende Inspiration, die über den Tellerrand hinausgeht. Wenn das Buch Sie inspiriert hat und Ihnen in irgendeiner Weise geholfen hat, wäre ich unendlich dankbar, wenn Sie sich einen Moment Zeit nehmen könnten, um eine Rezension zu hinterlassen. Ihre Worte könnten ein Leitfaden für andere Wellness-Suchende sein, die diesen Weg einschlagen. Ich danke Ihnen zutiefst, dass Sie sich für „Die Diät mit niedrigem glykämischen Index 2025" als Ihren Reisebegleiter auf dem Weg zu einem gesünderen und bewussteren Leben entschieden haben. Mit Dankbarkeit,

[KLARLOCK]